JN145367

がんで助かる人、助からない人

専門医がどうしても伝えたかった「分かれ目」

近藤慎太郎

旬報社

はじめに

本書を目にとめていただき、ありがとうございます。

はじめに、私がなぜ本書を書こうと思ったのか、その理由からお伝えしようと思います。

私の専門は胃や大腸などの「消化管」という臓器です。消化管の病気にはさまざまなものがありますが、やはり一番大きな問題となるのは「がん」でしょう。

今まで、多くの胃がん、大腸がんの患者さんを診てきました。早期のがんから進行がんまでさまざまですが、がんというのはどの段階にあるかによって治療方法がまったく違ってきます。

もし肝臓など他の臓器に転移している場合には、外科手術ではなく抗がん剤を使った治療が中心になります。

最近ではさまざまな抗がん剤を組み合わせることによって、進行した胃がん、大腸がんの患者さんでも元気に暮らせる時間を延ばすことができるようになってきました。

しかし…やはり完治させることはとても難しいのです。

私は転移した胃がん、大腸がんを見つけるたびに、「もっと早く見つかれば『治る』がんだったのに…」と、とても悲しい気持ちになります。

がんは時に難しい病気ですが、さまざまな種類があります。

そして実は、**胃がんや大腸がんのほとんどは、大事なポイントだけ押さえれば「治る」がんなのです。**

さらに、**「治る」がんである胃がんと大腸がんが、すべてのがんのうちの実に三分の一の割合を占めているのです！**

私はこのとても大事な情報が、きちんと世の中に伝わっていない、と痛感しています。

がんに対する情報はないわけではなく、むしろ世の中に氾濫しています。しかしその多くは、すべてのがんをひとくくりにした乱暴で極端なものばかりです。

そしてその結果、がんに対する実にさまざまな誤解が広くまん延しています。

またあろうことか、がんを見つけるための「がん検診」についてさえも、重大な誤解が数多く潜んでいます。

これらの二重の誤解を解かない限り、「がん検診を受けているから大丈夫」とすら言えないのです。

そして結局、「治る」がんなのに、「治す」タイミングを逃してしまう方が、世の中にはたくさんいらっしゃるのです。

なぜこのような深刻な事態が生じてしまうのかというと、**みなさんが正しい医学知識から遠ざけられてしまっていることが原因**です。日本の誇る優れた医療とみなさんをつなぐ、大事なピースが世の中には欠けているのです。

がん対策で大事なことは、「患者数が多い」、「治る」がんを見極め、それに関するさまざまな誤解を解消し、医学的に正しい事実のみを実践することです。

そして、それこそが、**がんで「助かる人」と「助からない人」を分ける、重要なポイント**なのです。

本書では現場の医師が用いるガイドラインや信頼性の高いデータを使って、できるだけ客観的に、そして分かりやすく解説することに努めました。

本書が医療とみなさんをつなぐ大事なピースになること。そしてその結果、みなさんが「治る」がんで命を落とすことなく、充実した毎日を送れるようになること。それが、私の心からの願いであり、本書を書いた理由です。

近藤慎太郎

目次

本書のデータはすべて執筆時点におけるものです。

第1章

「治る」がんで死んではいけない

日本人は、どのような病気で亡くなっているのか？

厚生労働省が毎年出している人口統計を見てみましょう（図1）。

一九五〇年以前は「結核」が死因の第一位でした。文学作品などにも見られるように、長らく死病として恐れられていましたが、抗生物質の発達によって結核で亡くなる方は激減していきました。

それに代わって一九五〇〜七〇年代にかけては、「脳卒中」が第一位を占めていました（脳卒中には脳梗塞、脳出血、くも膜下出血などが含まれます）。

予防として塩分制限や血圧のコントロー

図1　主な死因別にみた死亡率の年次推移

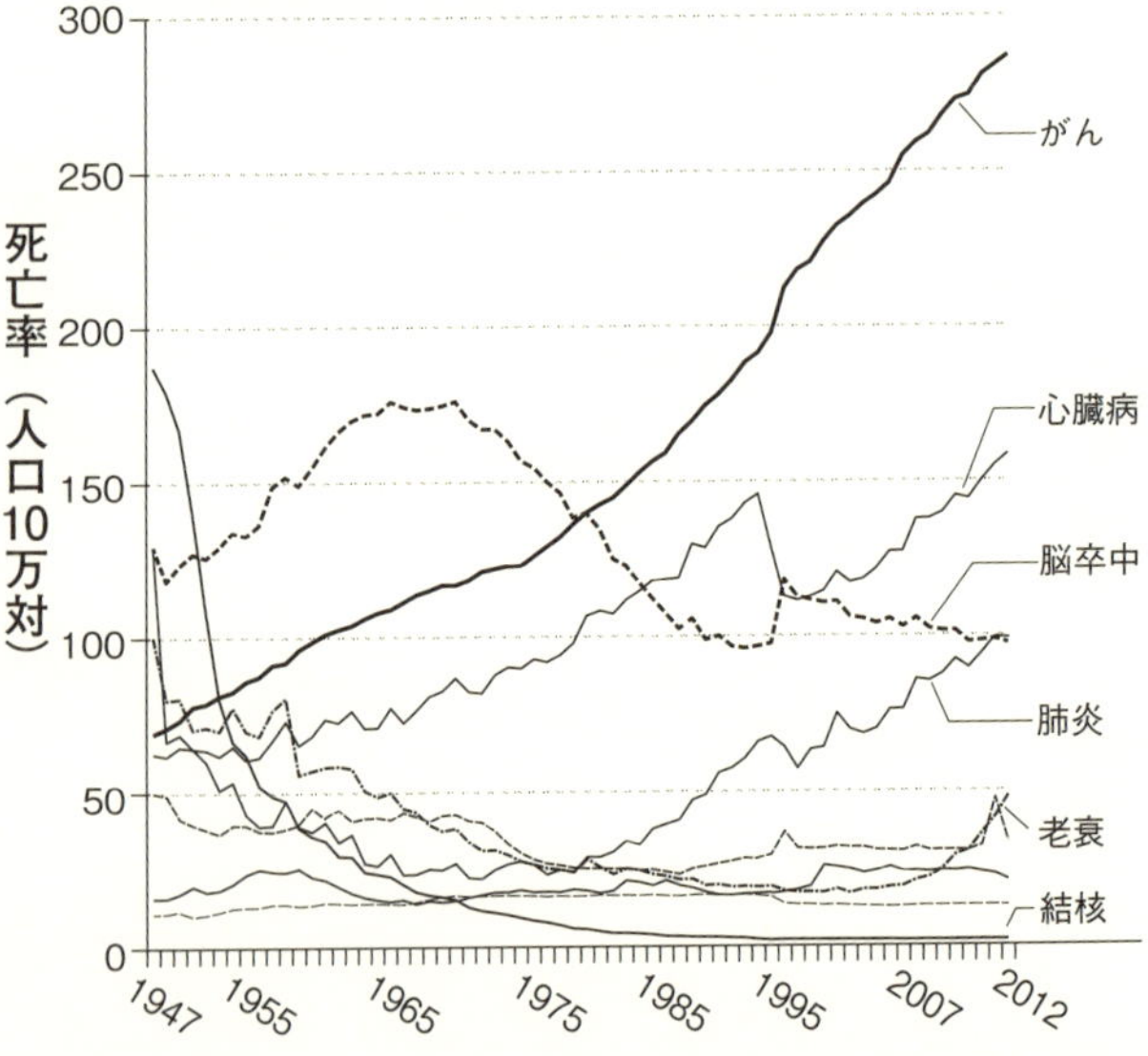

ルが大切であることが徐々に世の中に浸透していき、近年ではこちらも減少傾向です。

そして一九八一年以降から現在に至るまでは、「がん」が他の疾患を大きく離して第一位となっています。図をご覧になってわかるように、この多さは圧倒的です。

がんvs.がん検診

結核も脳卒中も減ってきているのに、がんはまったく減っていません。

これは、私たちががんという病気をコントロールするための効果的なポイント（結核の抗生物質、脳卒中の血圧にあたるもの）をいまだに押さえられていないという事を示しています。

ここで、「がん検診があるのでは？ コントロールできていないなら、がん検診は効果がないの？」と思った方。鋭いです。

たしかにがん検診はがんをコントロールするための大事なポイントの「一つ」です（本当はもう一つあります）。決して効果がないわけではないのです。ただ、**がん検診についてのさまざまな誤解がまん延している**ため効果的に運用されておらず、その機能が十分に発揮できていない、というのが実情なのです。

この点は大変重要なことなので、がんやがん検診についての理解を深めてから、詳しく解説いたします。

二人に一人はがんにかかる

いずれにしても、現状ではがん検診はがんのポイントを押さえきれていません。

そしてその結果、現在では日本人の三人に一人はがんで亡くなっているのです。

また、高齢になればなるほど発がんのリスクというのは高まるので、日本人の高齢化と相まって、じつに二人に一人は生涯のうちに何らかのがんにかかるといわれています(がん情報サービスより)。

つまり、両親のうちのどちらか、夫婦のうちどちらか、隣の席の人か自分のどちらかは、いつかなんらかのがんになると思ったほうがいい、ということです。

私たちは誰しも、いつがんを宣告されてもおかしくない状況に置かれています。

がんという病気は、まったく他人ごとではないのです。

がんというと、「苦しい」もので「治らない」ものだから「恐ろしい」というイメージが定着しています。もちろん誰もそんなものにはなりたくありません。

がんにならないためにはどうすればいいのか、そしてもしもなってしまった場合にはどうすればいいのか、まったく関心がないという人は少ないでしょう。

そしてその心理を巧みに、もしくは露骨に利用した「がん関連本」が世の中にはまん延しているのです。

極端な「がん関連本」の罪深さ

がんに関する世の中の高い関心を反映するように、一般読者向けの本が多数出版されています。その内容は千差万別ですが、困ったことに、**医療関係者からみるとその内容に「!?」と思うものが非常に多いのです**。とくに、

「がんになってもこれをすれば絶対治る」とか、

「がんになったら治療を受けないほうがいい」とか、

「がん検診は必要ない」といった極端な論調の本が目立ちます。

こういった本の需要があるのは、やはり読むことによって安心感を得たいという心理によるものでしょう。「これをすれば治る」というのはもちろんですし、「治療を受けないほうがいい」というのも、治療を受けないという選択肢があきらめの気持ちにつながり、逆説的に人の心を軽くするのでしょう。

これらの本を読み物として割り切っている分には問題ありません。しかしこれが絶対的な真実なんだと誤解してしまうのであれば大問題です。

そして残念ながら、世の中にはそのように誤解してしまっている方がたくさんおり、信じきっているからこそなおさら熱心にその誤解を周囲に広め、がんやがん検診に対する正しい知識が世の中に広まることを妨げてしまっています。

医療の現場で患者さんとがんについての話をすると、世の中にはがんに関する実にさまざまな、そしてとても根強い誤解がまん延しているということを痛感します。

しかも相手ががんであるだけに、そのようなミスリードによって時間を空費している余裕はありません。誤解によって生じる取り返しのつかない結末を回避すること。それは本書の重要な目的の一つです。

従来のがん関連本を愛読している方には異論があるかもしれません。それでも私がそう判断するのにはある理由があります。従来の本には、二つの共通の弱点があるのです。

がん関連本の弱点

一つ目の弱点は、**「客観的なデータによる裏付けが不十分」**ということです。かんたんに言ってしまえば、**「なにを根拠にそんなことを言っているのか分からない」**。

根拠のない一方的な私見を押しつけていたり、自分の主張に都合のいいように偏ったデータをツギハギしたりしたものがとにかく多いのです。

一人の医師が一生のうちに診るがんの数にはどうしても限界があります。そのため、医師一人分の経験で普遍的な真実を導き出すことは非常に困難です。もちろん経験に裏打ちされた知識というのも大事なのですが、独りよがりな意見になる危険性には常に注意が必要です。

ではどうすれば客観的なデータになるのでしょうか？

最も基本的な方法は、「データを持ち寄って統合する」ということです。たとえば、一つの病院であっても複数の医師から集めたデータを統合して使う。さらには、できることなら複数の病院から集めたデータを統合して使う、ということです。そのほうが、それぞれの医師が知らず知らずのうちに抱えているクセや偏りといったものを均質化してくれて、データを客観的なものにしてくれるのです。また、統合して母数が多くなれば、偶然によるバラツキが混じりこむ可能性も低くなっていきます。

そしてデータを用いて議論する際には、「このデータはどの医学雑誌の何月号にどんなタイトルで載っている」といった出典を明らかにして、第三者が内容を検証しやすいようにするのが大原則だと思います。

ただし、**これをきちんとやっているがん関連本というのはほとんどありません。もちろん、できないからです。さながら言ったもの勝ちの無法地帯のようなものです。**

さらに致命的な弱点とは

次に二つ目の弱点です。こちらのほうが、より本質的かつ致命的でしょう。

がんについての本を目にするたびに私が非常に強く疑問に思うのは、

「なぜすべてのがんをひとくくりにして考えるのか」

ということです。

みなさんは「がん」と聞くと、悪い細胞がどんどん増殖して暴れまくっているイメージを持っていると思いますが、そのふるまいかたは実は一様ではありません。がん細胞の性質が比較的おとなしいがん(高分化型がん)とそうでないがん(低分化型がん)、その他にもいくつかの種類があり、進行するスピードに差が出てくるのです。

このように細胞レベルでもバリエーションがありますし、さらに、がんがどこの臓器にできるかによってその後の経過はまったく変わっていきます。

臓器が違えば、

「がんを発見しやすいか(=早期発見できる検査があるか)」

「治療がしやすいか(=手術など治療による負担はどうか)」

なども当然違ってきます。

つまり、一口にがんといっても、細胞レベルの違い×臓器の違い×個人の体質の違い……など、数多く枝分かれしていきます。

結局、さまざまな特徴を持ったがんをすべて同列に扱うなんてことは、そもそも出来るはずがないのです。

「治る」がんは存在する

では、「すべてのがんを同列に扱うことは出来ない」のであれば、ここからとても重要な疑問が生じます。

つまり、発見しやすく、治療のしやすい臓器にできた比較的おとなしいがんであれば——ある種のがんは「治る」のではないか？　ということです。

そして、このことは前述した統計データも明白に示しています
日本人の二分の一が生涯のうちに何らかのがんにかかっていました。

また、日本人の三分の一ががんで亡くなっていました。

では、そこにあてはまらない方たち、つまり二分の一から三分の一を引いた、六分の一の人はどうなっているのでしょうか？

実は治っているのです。

がんにはなってしまったけれども、「治る」がんであったのです。

もちろん、この六分の一の中には、がんの療養中に心筋梗塞など他の病気で亡くなる方、複数のがんにかかった方、なども含まれていますが、そういったまれなケースだけではこの数値を説明することはできません。

がん検診が十分に活用できていない現状であっても、およそ六分の一の方は治っている。そしてさらに私の考えるところでは、がんやがん検診についての誤解を解消し、社会的な動線をきちんと確保できたとしたならば、**がんで亡くなる方は少なくとも今の半分以下になるはずです。**

がんになる割合とがんで死ぬ割合を比べると…

では、いったいどういうがんが治っているのでしょうか？

ここで臓器別に考えてみましょう。日本における、臓器別のがんの「り患率＝がんになる方の数①」と「死亡率＝がんで亡くなる方の数②」を比べてみたのが下のイラストです。

逆転現象が起きているのがお分かりだと思います。り患率をみると、上から大腸がん、胃がん、肺がんの順ですが、死亡率は肺がん、大腸がん、胃がんの順になっています。**つまり、胃がんや大腸がんは肺がんと比べて、「患者数が多い」のに、「死亡数が少ない」のです。**これは、胃がんや大腸がんの患者さん

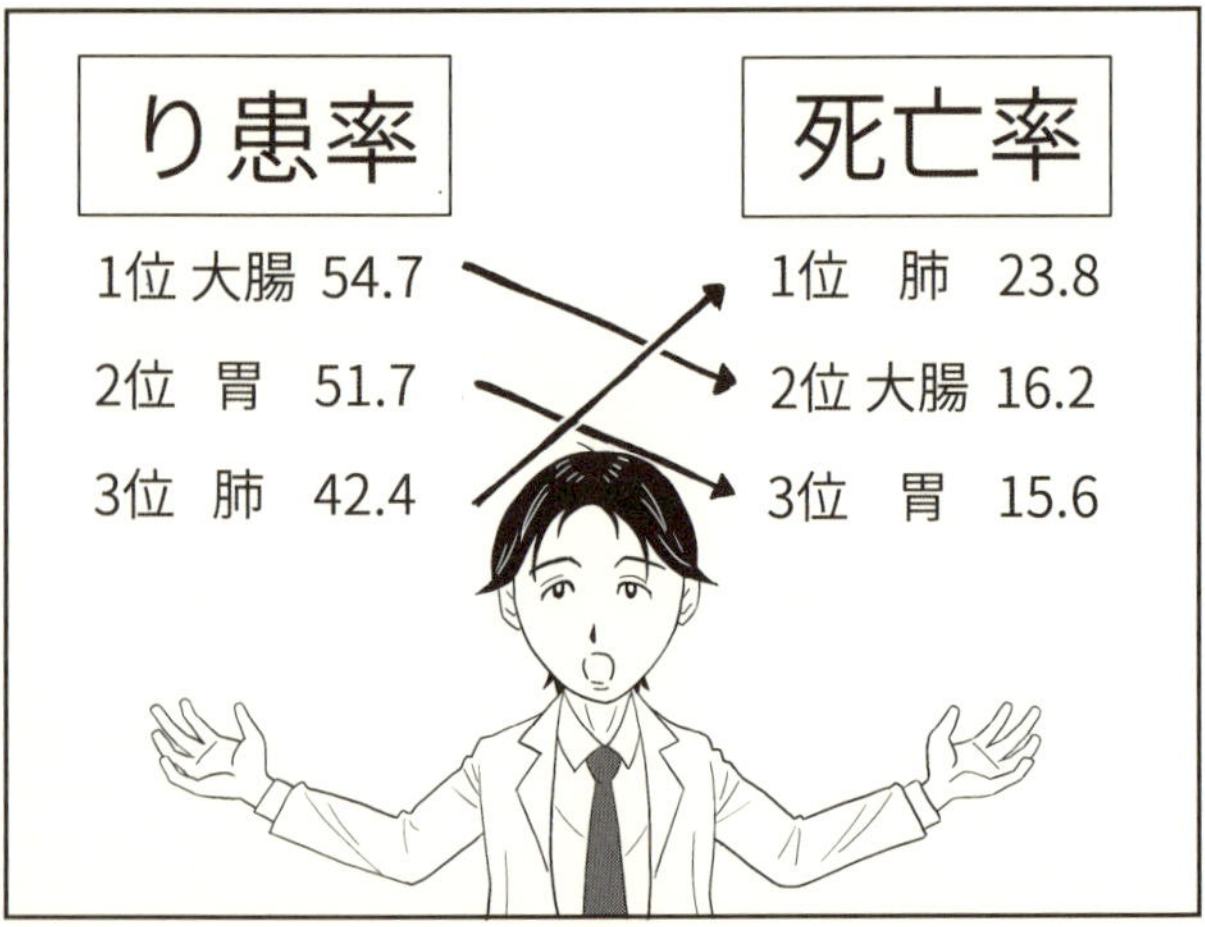

の一部が「治っている」ことを示しています。

本当に胃がんや大腸がんは「治る」がんなのか？

「発見しやすく、治療のしやすい臓器にできた比較的おとなしいものであれば、がんは治る。」と前述しました。

では、本当に胃がんや大腸がんはこの条件に当てはまるでしょうか？

がんの中には、早期に見つけるのが非常に難しく、とても速いスピードで進行するものもあります。しかし胃がんや大腸がんの大部分はそうではありません。何年も時間をかけて、ゆっくり育っていくものがほとんどです。(3)

発見のしやすさはどうでしょうか？

詳しくはもう少し先で説明しますが、胃や大腸のがんを見つける検査はいくつかあり、一長一短はあるものの、それぞれ有用です。検査によって早期がんもたくさん見つかっているので、胃がん、大腸がんは発見しやすいがんなのです。

また、治療のしやすいがんでもあります。
胃がんや大腸がんなど消化管のがんは他の臓器のがんに比べて、比較的体に負担をかけない手術方法で切除することができます。

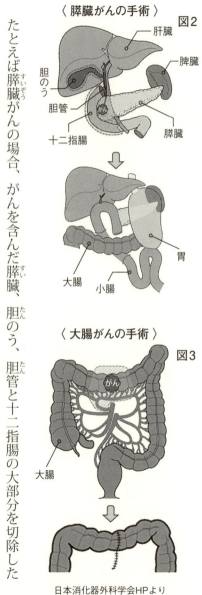

〈膵臓がんの手術〉

図2

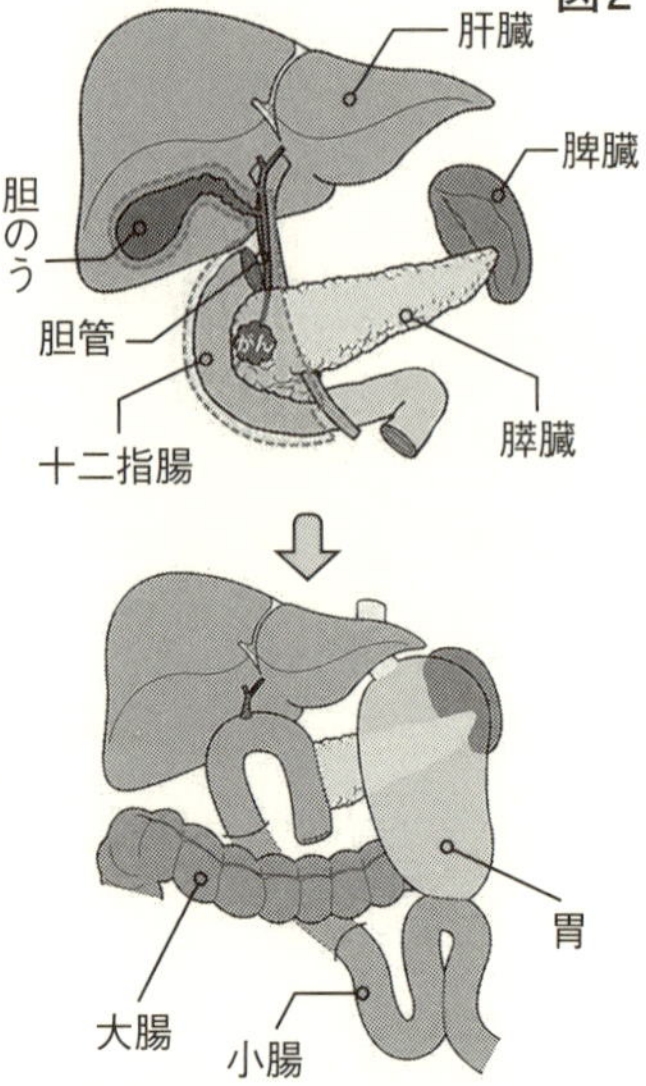

〈大腸がんの手術〉

図3

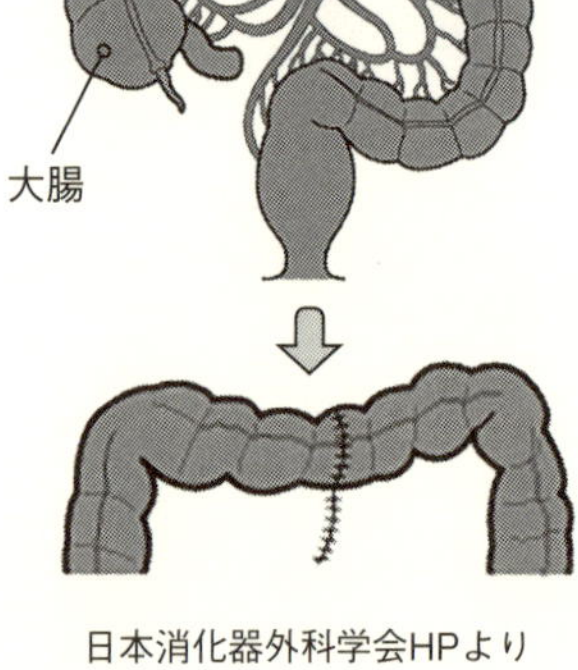

日本消化器外科学会HPより

たとえば膵臓《すいぞう》がんの場合、がんを含んだ膵《すい》臓、胆《たん》のう、胆《たん》管と十二指腸の大部分を切除した後に、膵臓、胆管、胃を小腸につなぎ合わせるという、実に大がかりで複雑な手術になります（図2）。

その一方、大腸がんの場合は、病変部位を切除したのち、大腸の断端同士をつなぎ合わせればいいだけです(図3)。もちろん、細かいリスクはいろいろあるものの、どちらが体に負担が少ないかは直感的にお分かりいただけると思います。

そしてさらには、一定の条件を満たした早期がんであれば、体にメスを入れずに内視鏡という医療機器でがんの部分を薄く剥離するだけで完治させることもできます。その場合は外科手術と違って胃や大腸の機能はほぼ一〇〇%温存されており、体の表面に傷もついていません。いわば「何もなかった状態」に戻るわけですから、そのメリットは極めて大きいのです。

以上のように、**必要とされる条件(比較的おとなしく、発見しやすく、治療がしやすい)がしっかりそろった胃がんと大腸がんは、たしかに「治る」がんなのです。**

また、ここで大事なポイントは、胃がんと大腸がんの「患者数が多い」、ということです。いくら「治る」がんなんだと言っても、患者数が少ない珍しいがんであれば、個人的にも社会的にも「恩恵はあまりない」ということになってしまうでしょう。

一方、患者数が多いということは社会的なインパクトが大きいうえに、単純に「自分もなる可能性が高い」ということです。つまりがん対策では、「患者数の多い」、「治る」がんから重視して対処していくことが非常に重要なポイントなのです。

胃がんと大腸がんはI期なら9割以上治る

では胃がんや大腸がんになってしまったとしたら、どれぐらいの割合で治るのでしょうか？全国がん（成人病）センター協議会は臨床病期（以下、ステージ）別の五年生存率を発表しています。

五年生存率というのは、がんが見つかった時点から五年後にも、その患者さんが生存している割合のことです。

ステージI期（早期に発見できたがん）の五年生存率を見ると、胃がんは九七・二％、大腸がんは九九・〇％と、軒並み非常に高い値を示しています。(4)

つまり胃がんと大腸がんはI期で見つかれば、ほとんどの方が五年後に生存しています。

がんの種類によっては、I期で見つかっても五年後の生存率がおよそ四〇％、というものもありますので、胃がんと大腸がんの治る割合がいかに突出しているかを実感していただけることと思います。

胃がんや大腸がんに対するきちんとした理解が世の中に広まって、早期に見つかるがんがもっと増えれば、胃がんや大腸がんの死亡率が激減することは間違いありません。

「治る」がんを見逃さないためのポイント

しかしたとえ「治る」がんであっても、進行した状態、つまり肝臓や肺など他の臓器に転移を起こした状態で見つかった場合には、手術ですべてのがんを取り除くことはできません。抗がん剤を使った治療が中心になるため、完治は難しくなってきます。

実際に、胃がんと大腸がんであっても、ステージが上がっていくにしたがって五年生存率は下がっていくのです。

そして、がんはかなり進行した状態にならないと症状が出ない場合も多いため、症状がないからほうっておいていい、というわけにはいきません。

「治る」がんをタイミングを逃さずに「治す」ためには、積極的に取り組まなければいけない二つの大事なポイントがあるのです。

それは、この二つです。

① がんになりにくい体質にする（＝リスク因子を除去する）

② 検査でがんを早期に見つける

専門的には**前者を「一次予防」、後者を「二次予防」といいます。**

二次予防とは、いわゆる「がん検診」のことです。

がん検診というと、「バリウム検査」「便潜血検査」など、みなさん何らかの知識をお持ちになっていると思います。

しかし、胃や大腸の検査にはいろいろな種類があります。そして、

「どれがラクなのか」

「どれぐらい病気を見つけてくれるのか」

「どれぐらいの間隔で受ければいいのか」

といったことを詳しく知っている方はほとんどいないと思います。

さらに、がん検診に関しては多くの深刻な誤解が世の中にまん延しています。これらの誤解を鵜呑みにしてしまうと、「治る」がんも治らなくなってしまいます。誤解を解いて正しい知識を身に付けない限り、「がん検診を受けているから大丈夫」とすら言えないのです。

がんになりにくい体質にするには

一次予防、つまり「がんになりにくい体質にする」ためには、「がんになる可能性を高めるリスク因子を除去する」ことが必要です。

では「リスク因子」にはどんなものがあるでしょうか?

これは大きく二つに分けられます。

「生活習慣」と「感染症」です。

生活習慣には、

「アルコール（とくに大量摂取）」

「タバコ」

「肥満」

「野菜不足」

「塩分過剰」

などがあります。いかにも悪そうなものばかりですね。

感染症には、

「B型肝炎ウイルス」

「C型肝炎ウイルス」

「パピローマウイルス」

「ヘリコバクター・ピロリ菌」

などがあります。

肝炎ウイルスは肝臓がん、パピローマウイルスは子宮頸《けい》がんや中咽頭《いんとう》がん、ヘリコバクター・

ピロリ菌は胃がんの原因になります。これらの感染症を予防するためにはワクチン接種、すでに感染している場合はウイルスや細菌の駆除、ということになります。

生活習慣を改善することと、感染症を回避することが一次予防の核心になります。

しかし一次予防というのは、ともすればハードルが高いという印象を持たれがちです。なぜなら生活習慣の改善、つまり食事や嗜好品という非常に根源的な欲求をコントロールするためには、それなりの自制心が必要になるからです。

またその一方で、「そんなこと本当に効果があるの?」と疑問に思う方もいるかもしれません。**一次予防というのは少し地味で、ともすれば軽んじられてしまう傾向があります。しかしそこには、いわば〝錯誤のようなものがある〟**と私は思います。

予防できたことは認識できない

どういうことかというと、もしも適切な一次予防によってがんを予防できたとしても、それを実感として認識することは誰にもできません。

実際に病気を発症し、治療を受けて治った場合には、「ああ、病気ができたけど治ってよかったな」と実感することができます。しかし、予防によって起きなかった悪いことを「ああ、避けられてよかったな」と実感することは理論的には誰にもできないのです。

このもどかしさは予防医療が決して逃れることができない宿命です。

しかし、ここは一歩踏みとどまって、理性的に考えることが必要です。

誰しも、

「落ちるといけないから駅のホームの端を歩かないでおこう」、

「夜に暗い道を歩かないようにしよう」、

「今日は体調が悪いからムリはしないようにしよう」、

などと実生活の中で念のためにしている安全策が多々あると思います。

そして実感できないだけであって、やっておいたから実は回避できていたという事故や事件が本当はあるのだと思います。それを回避できた人と巻き込まれてしまった人との差は、やはり日頃のちょっとした安全策の積み重ねなのではないでしょうか。

私たちは誰しもその点にもっと意識的になるべきなのだと思います。起こってしまってからでは遅いのです。下げられるリスクがあるならあらかじめ下げておく、というのが賢明なスタンスです。

男性五五%、女性三〇%のがんは予防できる

以上のように、一次予防というのは、がんを遠ざけて健康な生活を送るうえで、必要不可欠な戦術なのです。

そしてそれは実は数字にも換算できます。**もし一次予防がきちんとなされれば、理論的には男性のがんの五五%、女性の三〇%は予防可能**とも言われているのです！（国立がん研究センター予防研究グループより）

もちろん、あくまで「理論的には」という話ではありますが、これはおろそかにできない数字です。

さらに、一次予防の重要性はそれだけにとどまりません。

自分が持っているがんのリスク因子を認識することは、がん検診（二次予防）をどのぐらいの

間隔で受けるかを決めるうえで重要な指標になるのです。

つまりリスク因子が多ければ「検査は定期的にきちんと受けたほうがいい」ということになりますし、少なければ「ある程度間隔を置いてもがんを見逃す可能性は小さい」ということになるのです。


このように、一次予防と二次予防の重要性は分かちがたく密接に関わりあっています。

もちろん、本書で取り上げるがんにもそれぞれ一次予防の方法があります。それらについては、二次予防の方法と合わせて、これから詳しく説明していきます。

『がんもどき理論』の非合理性

さて、ここであらかじめ言及しておかなくてはいけないことが一つあります。

『患者よ、がんと闘うな』の著者である近藤誠医師は、「がんを早期発見する必要性はない」と主張しています。そして残念なことにその主張に惑わされている方もかなりいるようなので、ここでその主張に対する反証をあげておきたいと思います。

そもそも「がんを早期発見する必要性はない」と主張する理由は以下の通りです。

① がんには「本物のがん」と「がんもどき」がある。
② 「本物のがん」は早期発見以前に他の臓器に転移しているから、元の病気を治療しても治らない。
③ 「がんもどき」はいくら大きくなっても転移しないから放置しても大丈夫。
④ 「本物のがん」は治療しても治らず、「がんもどき」は治療しなくてもいいから、結局すべてのがんは治療する必要がない。

というロジックです。ただし次のような注釈がつきます。

※「本物のがん」と「がんもどき」は外見上の区別がつかない。
※「がんもどき」はリンパ節転移をすることがあるが、それは転移として認めない。
※「がんもどき」が途中から「本物のがん」になることもある。

基本的にはすべて仮説から成り立っていて、このロジックを支える客観的な証拠はどこにもありません。

とくに注釈の部分は都合が良いことこのうえないし、ひどいです。がんもどきが本物のがんと区別がつかず、本物のがんになることもあるのであれば、それは本物のがんの一種でしょう。がんもどき論争の過程で、矛盾をごまかすために注釈でツギハギしつづけた、非常にいびつな構造の理論だと思います。

つっこみどころはたくさんあるのですが、ここでは一番大事な点だけ反証しておきます。それは②の「本物のがん」は早期発見以前に他の臓器に転移しているから治らない、という部分です。この点だけは看過できません。がんもどき理論の非合理性を、胃がんを例にとって説明します。

一〇年生存率で見えてくるもの

胃がんの五年生存率(二〇〇四―二〇〇七年症例)は、発見されたステージ別に、

Ⅰ期　九七・二％
Ⅱ期　六五・七％
Ⅲ期　四七・一％
Ⅳ期　七・二％

と発表されています（全国がん（成人病）センター協議会より）。
そもそもステージが早いほど生存率が高いこと自体が「早く見つけるほどがんが治っている」ことを示しているのですが、それは今はおいておきます。

さて、二〇一六年一月に初めて一〇年生存率（一九九九―二〇〇二年症例）が発表されました。
それによると、次の通りでした。

Ⅰ期　九五・一％
Ⅱ期　六二・七％
Ⅲ期　三八・九％
Ⅳ期　七・五％

五年生存率とほぼ同様の傾向と言えるでしょう。

しかし、がんもどき理論からすると、この結果はおかしくないでしょうか?

なぜなら「本物のがんは治らない」はずです。つまり、Ⅰ期で見つかろうが、Ⅱ期で見つかろうが、Ⅲ期で見つかろうが、「本物のがんは治らない」のだから、時間が経つにつれ生存率が下がっていかなくてはいけないのです。たとえば一〇年生存率が、Ⅰ期六〇%、Ⅱ期四〇%、Ⅲ期二〇%、Ⅳ期五%といったようにです。

しかし、実際にはそうはなっていません。

たしかにⅢ期は進行がんなので低下していますが、Ⅰ期とⅡ期はほとんど変化していません。これは「治っているから」と解釈するのが常識的です。

この事実をがんもどき理論の立場でムリヤリ解釈しようとすれば、

「Ⅰ期で見つかった九五%、Ⅱ期の六〇%ががんもどきだったのだ。本物のがんはⅠ期ではほとんど見つからないのだ」

と言うしかないでしょう。後付けにもほどがありますが。

つまり、Ⅰ期で見つかる九五％はがんもどきなので、進行がんにはならないということです。

しかし、実はそれに対する反証もちゃんとあるのです。

早期胃がんを発見されたにもかかわらず、諸事情で治療を受けなかった方を経過観察したところ、そのうちの六四・三％が進行がんに進展した、と報告されています[5]。

やはり早期胃がんも放っておけば大半が進行がんになってしまうのです。Ⅰ期の九五％ががんもどきなのだとは、とても言えません。

がんもどき理論は「後出しジャンケン」

以上のように反証をあげようと思えばあげられるのですが、ややまわりくどい印象を持たれたかもしれません。たしかにがんもどき理論は反証しにくい理論です。それはなぜかというと、がんもどき理論はよくたとえられるように、「後出しジャンケン」だからです。

これはどういうことでしょうか？　がんもどき理論だと、実際の診療では次のように説明されることになります。

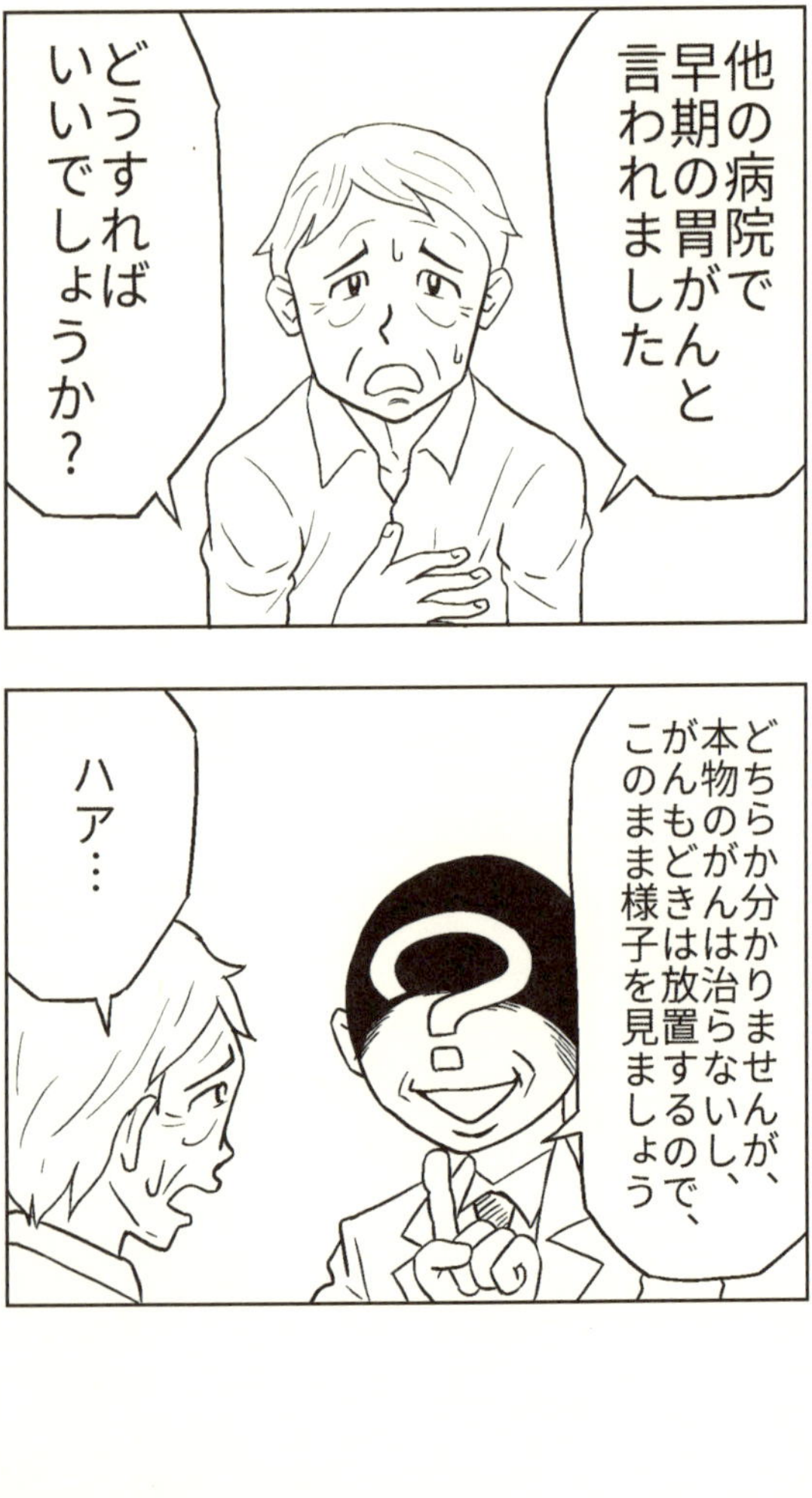
他の病院で
早期の胃がんと
言われました
どうすれば
いいでしょうか？
どちらか分かりませんが、
本物のがんは治らないし、
がんもどきは放置するので、
このまま様子を見ましょう
ハア…

ここからは左のようにAとBの、二つのパターンが考えられます。

パターンA

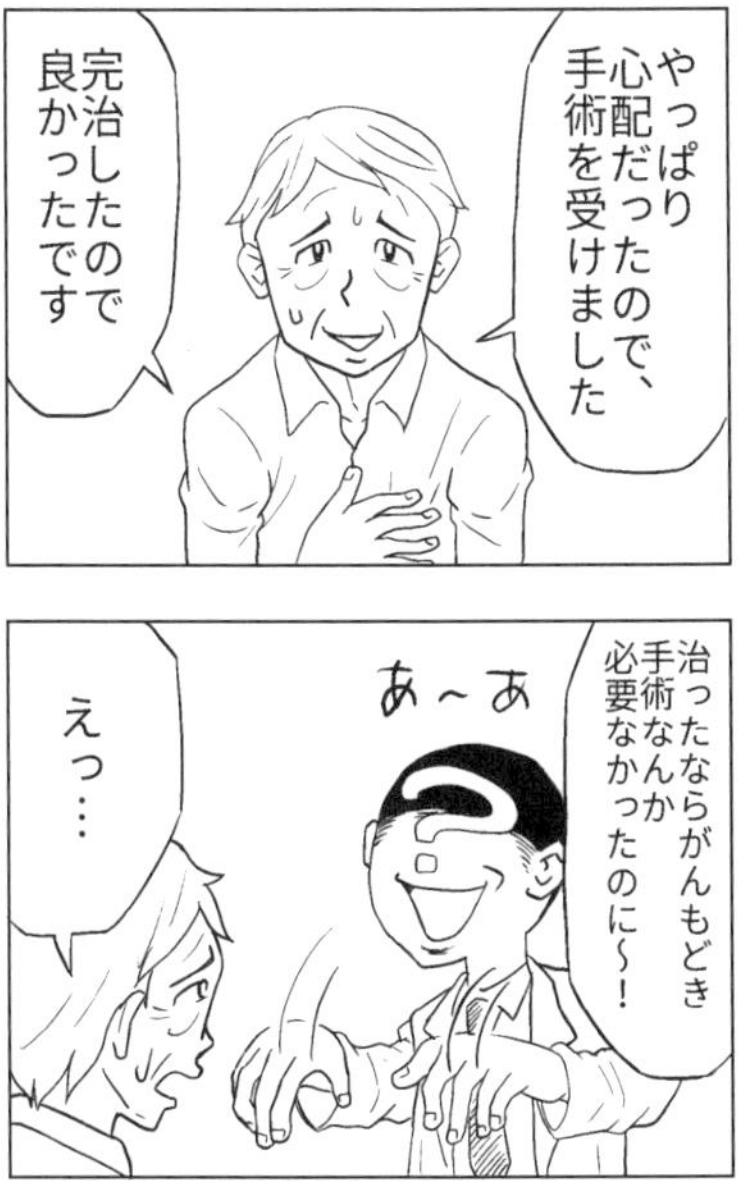
やっぱり心配だったので、手術を受けました
完治したので良かったです
治ったならがんもどき手術なんか必要なかったのに〜！
あ〜あ
えっ…

パターンB

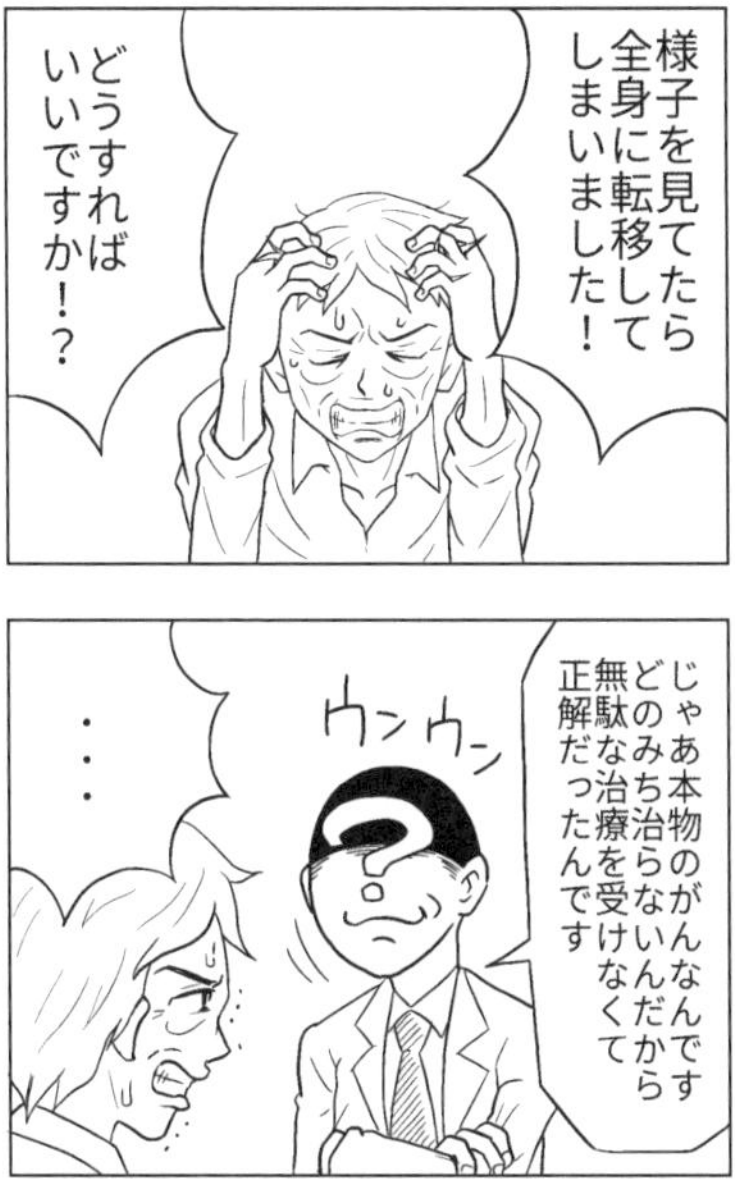
様子を見てたら全身に転移してしまいました！
どうすればいいですか！？
じゃあ本物のがんなんですどのみち治らないんだから無駄な治療を受けなくて正解だったんです
ウンウン
・・・

いかがでしょうか？　いずれのパターンであっても、とても納得がいくような説明ではないと思います。まさに「後出しジャンケン」そのもので、結果だけを見て後から自分に都合のいいように解釈しているだけなのです。

事前にどれが「がんもどき」でどれが「本物のがん」か分かるというのであれば検討に値しますが、それすらできないのです。何もせずに様子を見るしかなく、そうすれば早期の胃がんであっても、大半の患者さんは進行がんになっていくのです。

がんもどき理論は誰にとっても何の役にも立ちません。実用性ゼロの空理空論です。

よく近藤誠医師は、「がんもどき理論が間違いだと言うのなら、それを証明せよ」という趣旨のことを主張しますが、それはまったくのあべこべです。よりシンプルに説明可能な従来の医学界の考え方が間違っていて、ツギハギだらけのいびつながんもどき理論が正しいと言うのであれば、彼のほうこそそれを証明するべきです。

地動説を唱えたコペルニクスや、地球が丸いことを証明したマゼランのように、新しい説で通説をひっくり返そうというのであれば、誰にでも分かる形でがんもどき理論を証明する必要があるのです。

がんの治療は体に負担がかかる?

「本物のがんは治らない」というがんもどき理論は非合理的です。やはり、がんは早く見つければ見つけるほど治っています。

ここでもしかすると、「治療をすることによって体に大きな負担がかかり、むしろ寿命を縮めるのではないか」と心配される方がいるかもしれません。

しかしそれも誤解です。早期の胃がんや大腸がんの場合、内視鏡治療だけで完治する場合も非常に多いのです。

内視鏡治療というのは、内視鏡の先端から一種の電気メスを出して、早期がんを切除するという方法です。複数の方法がありますが、いずれにしても胃や大腸の中で治療が完結し、開腹手術のように体の表面に傷は残りません。

体への負担は最小限で済みますし、内視鏡治療の経験が豊富な病院であれば、問題になるような合併症が起きる危険性は非常に低いです。

とくに**日本人は手先が器用なので、内視鏡治療のレベルは世界一**といっても過言ではありません。

また、ここで大事な注意点です。「内視鏡」と「腹腔鏡」を混同している方がよくいますが、これはまったくの別モノです。

腹腔鏡の治療というのはお腹に数カ所の穴をあけてカメラや電気メスを入れ、胆石や胃がん、大腸がんなどを切除するという外科手術です。たしかに外科手術の中では体に負担の少ない方法ですが、お腹を開けない内視鏡治療より負担がかかることは間違いありません。

治療方法は、どの段階でがんが発見されたかによって決まります。

早期に発見すればするほど、開腹手術よりは腹腔鏡手術、腹腔鏡手術よりは内視鏡治療と、より負担の少ない方法が選択できるようになります。

完治させることのみならず、負担の少ない治療方法を選択するという観点からも、早期発見は極めて重要なのです。

がんで死ぬことは絶対にいけないのか？

さて、ここでちょっと立ち止まって考えてみましょう。

ここまでがんを治すための話をしてきましたが、がんで死ぬということは、そんなに許されないことなのでしょうか？

身もふたもない言い方をしてしまえば、人間はいつしか必ず死にます。

しかも、三人に一人ががんで死ぬ時代です。

その他の死因は心疾患、肺炎、脳卒中と続きますが、結局は何が原因で死ぬのかという問題に集約されるだけと言うこともできるでしょう。

これは各個人の死生観によって違うと思いますが、心筋梗塞や脳卒中で「死の恐怖を感じる時間もなくあっという間に死にたい」

という方もいれば、

「いやいや死ぬと分かればやり残していることもあるし、行きたい場所もある。身の回りをきちんと整理し、家族にもお別れを言ってから死にたい」

という方もいらっしゃるでしょう。

そして後者の方にとっては、ある程度の時間的猶予を持つことができるがんというのは、最悪の選択肢ではないのかもしれません。

若くしてがんになるということ

ただし、そう思えるとしたら、それはそのがんがもともとどうやっても完治する見込みのない、悪性度の高いがんだった場合に限るのではないでしょうか。

もしそのがんが胃がんや大腸がんのように、普段のちょっとした心がけで避けられたり、早

期の治療で治ったりしたものであれば、やっぱり
「ああ、きちんとやっておけばこんなことにはならなかったのに…」
と後悔することになるかもしれません。
そして、**さらにいけないことは、「治る」がんで、「若くして」死ぬこと**だと思います。

図4　がんが見つかったときの年代（2012）

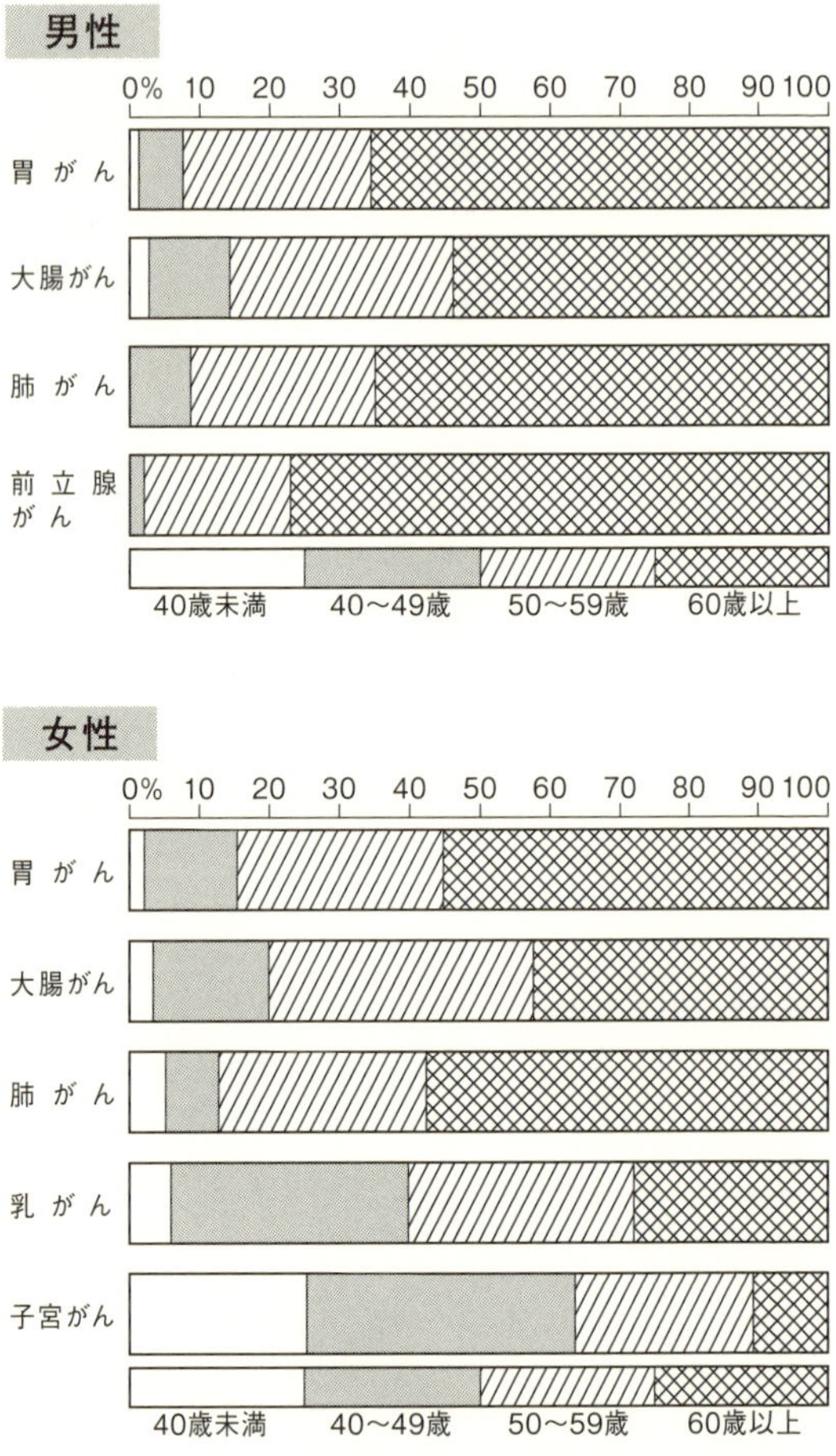

人間ドック全国累計成績報告（2014）より

実は**胃がん、大腸がんは共に三〇代〜四〇代といった比較的若い世代から頻度が増加するがん**なのです。

図4はがんが見つかったときにどの年代だったかを示したグラフです。上が男性、下が女性です。

乳がん、子宮がんの若さに目を奪われがちですが、胃がん、大腸がんも五〇歳未満が占める割合は決して低くはありません。とくに、女性の大腸がんは、五〇歳未満が二〇％弱を占めています。

実際に、三〇代、四〇代の芸能人や著名人が、胃がんや大腸がんになったり、亡くなったりしたというニュースを目にすることがあると思います。

その年代でがんになることは決して珍しいことではありません。私も、二三歳で進行した大腸がんになって亡くなった患者さんを経験しています。

もしも若くして進行したがんが見つかった場合、子供が小さかったり、保険などの備えが十分でなかったりして、本人はもとより、その家族も非常に困難な状況に陥る可能性があります。

若ければがんのリスクが少ないのは間違いありません。しかし、もし万が一、発がんしてしまったら、その場合のダメージはとても大きいのです。

決して他人事とは考えずに、若いうちから自分の体と向き合っておくことはとても大切です。


不謹慎なたとえかもしれませんが、人生はオセロゲームに似ていると私は思っています。オセロゲームでは途中までどんなに優勢でも、一つの悪手がきっかけになってパタパタッと一気に裏返されて形勢が逆転する、ということがあります。

どんなに充実して毎日を過ごしていても、治る病気を見逃してしまったなど、何かのきっかけで人生が悪い方向に一変してしまい、残された日々を後悔ばかりするようになってしまえば、最後の瞬間にも自分の人生を肯定することはできないかもしれません。

最後の瞬間に、「ああ、自分は精いっぱいやった。自分の生をまっとうした」と思えるようにも、やはり治る病気は治さなくてはいけないのです。

勝つことが決まっているたたかい

以上のように、「患者数の多い」、「治る」がんなのに、がんであるからという理由で一方的に降伏するのは間違いです。

たしかに、がんとのたたかいにもいろいろな段階があります。

発見された時にすでに進行がんであった場合、手術で治ればもっけの幸いですが、もう少し進行していれば抗がん剤での治療になるでしょう。薬の副作用をコントロールし、がんの苦痛を緩和する治療を並行して行います。

さらに進行していれば、がんに対する治療は行わず、苦痛を緩和する治療だけに絞ることになります。

もちろんどれも非常に大切な医療ですが、がんに不意を突かれて攻め込まれてしまった場合、どのようなたたかいになるとしても、こちらの対応はどうしても受け身になってしまい、イニシアチブを握れない場合が多いのです。

私の提案したいたたかいというのは少し違います。

それは、みなさんから主体的に攻め込むたたかいです。

つまり、

「患者数の多い、治るがんに焦点をあてる」

「がんに関する深刻な誤解を払拭する」

「個別の、そして適切な一次予防、二次予防を行う」

その結果、

「安心して生活を思いっきり楽しむ」

ことを目指す。

こういった、より理性的、戦略的で、全体を俯瞰しながらコントロールしたたたかいのことなのです。


これも立派なたたかいです。

そして、**イニシアチブは完全にあなたが握っていて、勝つことがほぼ決まっているのです。**

この静かなたたかいを、ぜひやり遂げてほしいのです。

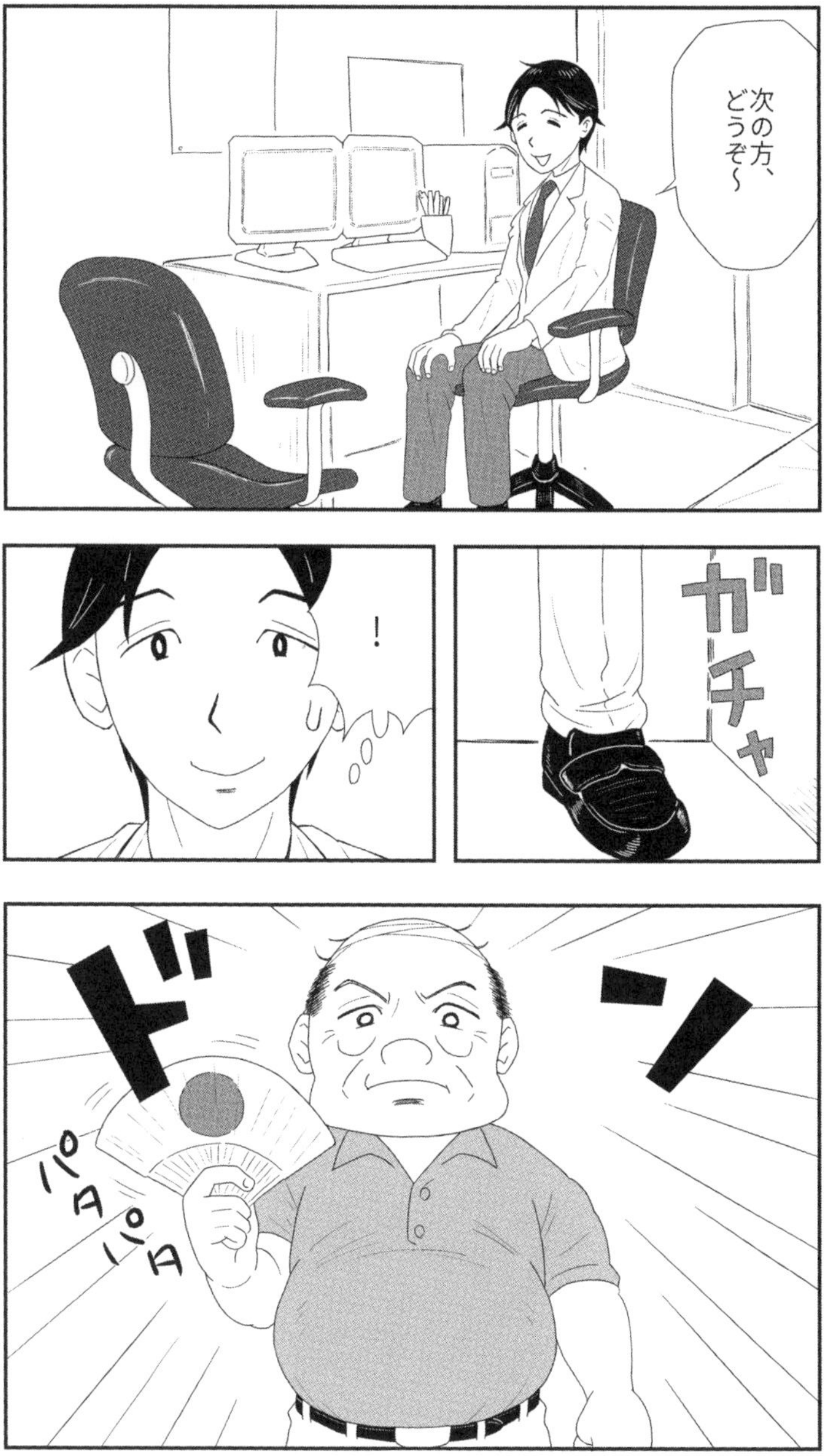
次の方、どうぞ～
ガチャ
！
ドーン
パタパタ

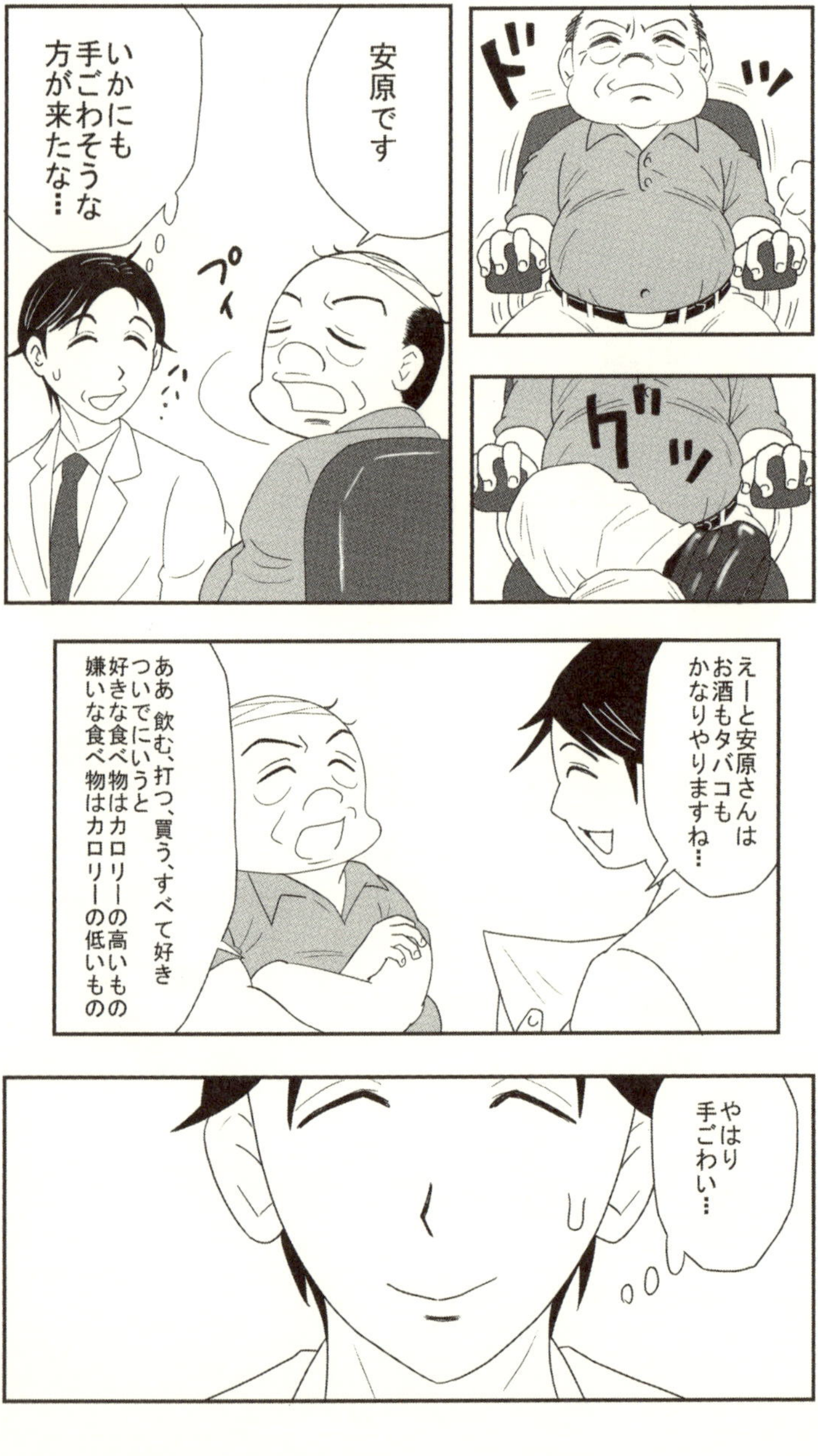
ドッ
グッ
安原です
プイ
いかにも手ごわそうな方が来たな…
えーと安原さんはお酒もタバコもかなりやりますね…
ああ 飲む、打つ、買う、すべて好き
ついでにいうと
好きな食べ物はカロリーの高いもの
嫌いな食べ物はカロリーの低いもの
やはり手ごわい…

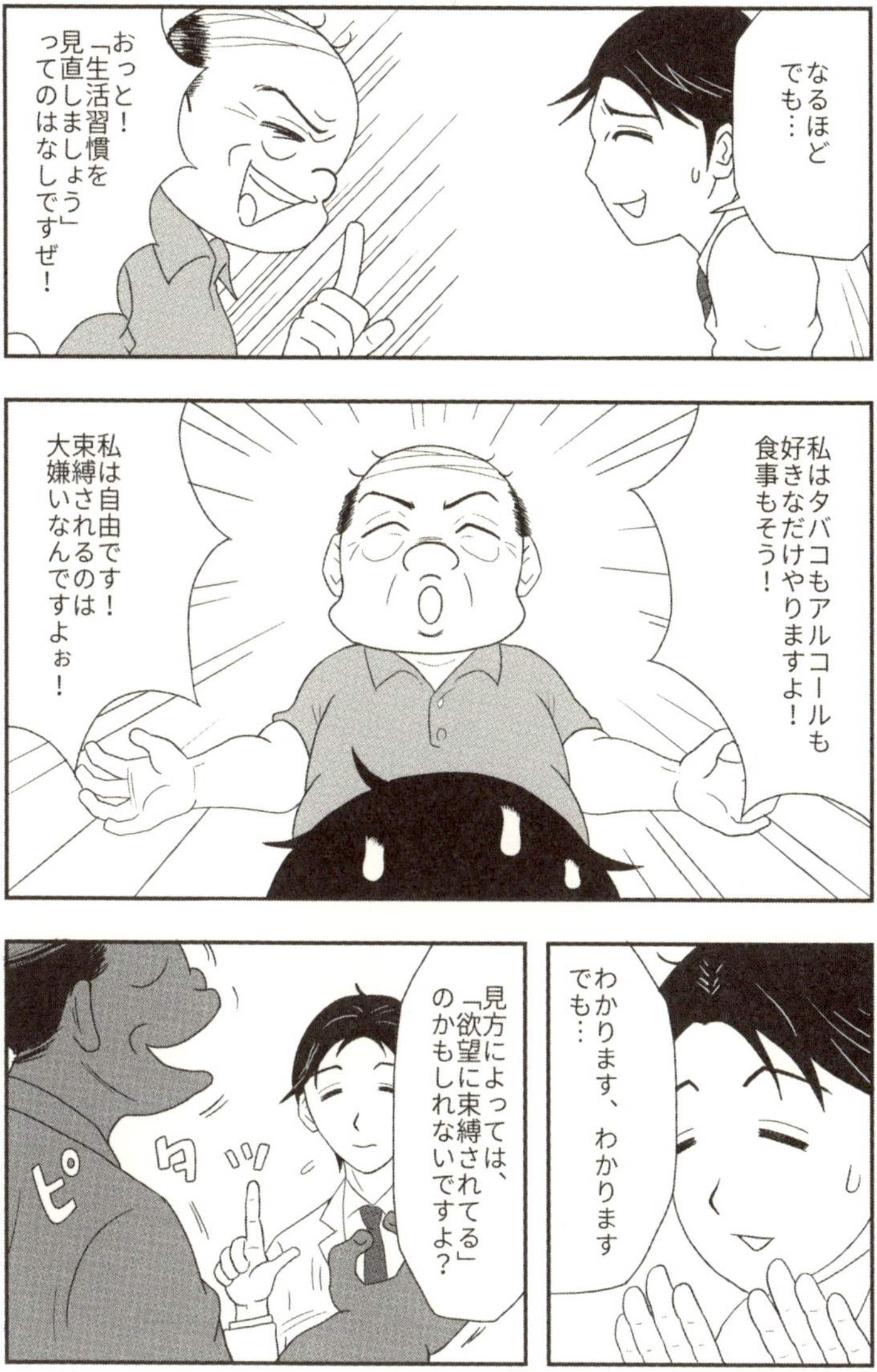
なるほど
でも…
おっと！
「生活習慣を
見直しましょう」
ってのはなしですぜ！
私はタバコもアルコールも
好きなだけやりますよ！
食事もそう！
私は自由です！
束縛されるのは
大嫌いなんですよぉ！
わかります、わかります
でも…
見方によっては、
「欲望に束縛されてる」
のかもしれないですよ？
ピタッ

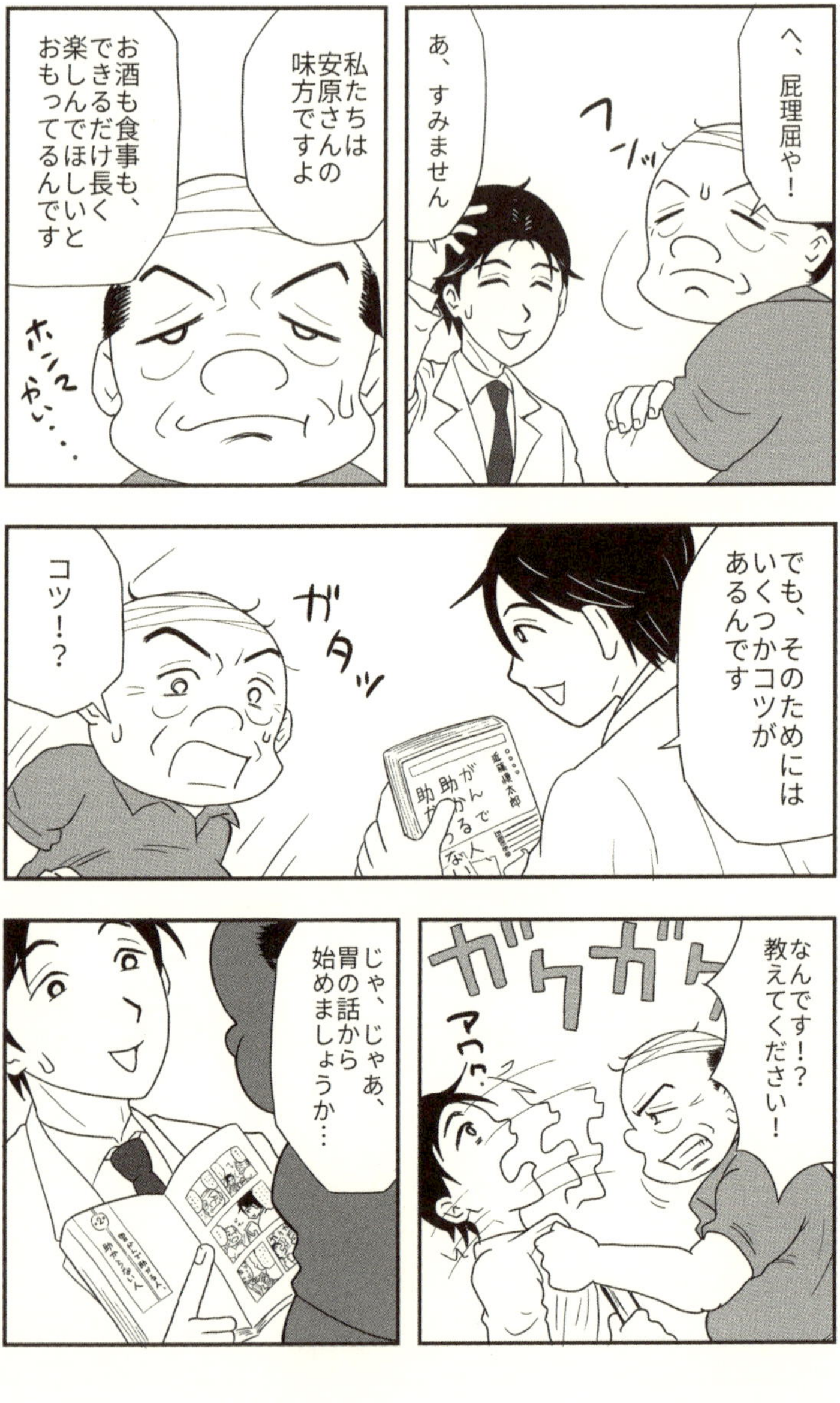
へ、屁理屈や！
フンッ
あ、すみません
私たちは安原さんの味方ですよ
お酒も食事も、できるだけ長く楽しんでほしいとおもってるんです
ホンマやい・・・
でも、そのためにはいくつかコツがあるんです
ガタッ
コツ！？
なんです！？教えてください！
ガクガク
じゃ、じゃあ、胃の話から始めましょうか…

第2章 胃がんで助かる人、助からない人

胃はなんのためにあるのか？

胃がんの患者数は、男女合計で大腸がんに次いで二番目に多くなっています。

また、平成二六年の胃がんの死亡者数は男女合わせて四万七九〇三人で、がんの中では肺がん、大腸がんに次いで三位になっています（がん情報サービスより）。

「治る」がんである胃がんが、がんの中で占める割合がいかに大きいかが良くわかります。そして正しいがん検診が広まれば、理論的には年間約五万人のうちのほとんどの方を救えたはずなのです。冷静に考えると、これは本当にとんでもない話なのです。


さて、そもそも胃にはどんな役割があるのでしょうか？

まず、胃は食道と十二指腸（小腸の一部）を結ぶ、袋のような臓器です。

食事の吸収を行うというイメージがあると思うのですが、それは実は主に小腸や大腸で行っており、胃はむしろ食べたものを一時的に溜めておく倉庫のような役割を持っています。

胃酸の分泌や蠕動《ぜんどう》運動によって食べたものをドロドロにし、小腸や大腸で吸収しやすい状態にしてから、少しずつ十二指腸へと送り出すのです。

さらに、胃酸には殺菌作用もあるので、食事に混ざった細菌を殺してくれます。

また、胃の粘膜から特殊な物質を分泌し、小腸での鉄やビタミンの吸収を助けるという役割もあります。

胃がなくなったらどうなるのか？

それでは、胃にがんができて外科手術になった場合、どんな不都合が生じるでしょうか？

手術後に胃の一部でも残ればいいですが、胃がんの大きさや場所によっては胃がすべてなくなる全摘手術になってしまいます。そしてその場合には、前段で述べた胃の役割がすべて失われてしまうのです。食べたものを溜められなくなるので、一度に食べられる量が減り、「食事回数を増やして少しずつ食べる」といった工夫が必要になります。

また、食べたものがいきなり小腸に送り込まれることによって、冷や汗や動悸、嘔吐、腹痛、下痢などの症状が出ることがあります(ダンピング症候群といいます)。

さらに、胃酸の殺菌作用が失われるので食中毒になりやすくなったり、鉄やビタミンの吸収能力が落ちて貧血になったりします。

胃の全摘後に何もしないでいると、必ず貧血になります。しかも半年～一年後に起きる鉄欠乏性貧血と、三年以上たった後に起きるビタミン欠乏性貧血の二種類があるのです。とくに後者はビタミンの注射をしない限り絶対に改善しません。漫然と鉄剤だけを飲み続けていると重篤になることがあるので注意が必要です。

実は胃という臓器は全摘してもただちに生命の危機に直結するという訳ではなく、術後も比較的元気に過ごしている方が大勢います。みなさんの周りにもそういう方がいらっしゃるかもしれません。

ただし今述べたような、とくに食生活という人間のＱＯＬ(Quality of life：生活の質)に直結する問題が生じてしまいます。

やはり胃がんはとにかく早期発見し、一部分でも胃が残るような手術方法を選択できるようにするか、できることなら内視鏡治療で完治させたい病気なのです。

タバコで胃がんのリスクが上がる!?

では、何をすると胃がんのリスクが高まってしまうのでしょうか?

IARC(国際がん研究機構)や国立がん研究センターによれば、「生活習慣」における明らかな原因として、

「野菜不足」

「果物不足」

「塩分の過剰摂取」

そして

「タバコ」

があげられています。

とくに**タバコは胃がんのリスクを一・六倍に高めます。**

「えっ、タバコは肺がんのリスク因子じゃないの?」と思った方も多いのではないでしょうか。

タバコは肺がんとの関係ばかりがクローズアップされており、そのせいであたかも肺がんだ

けに関係するという誤解がまん延しています。

タバコが肺がんのリスク因子であることは間違いありませんが、実は胃がんのリスク因子でもあるのです。そして、それだけにとどまりません。

「肺がん」「胃がん」の他に、

「口腔がん」

「咽頭《いんとう》がん」

「喉頭《こうとう》がん」

「食道がん」

「大腸がん」

「膵《すい》臓がん」

「肝臓がん」

「腎臓がん」

「膀胱《ぼうこう》など尿路系のがん」

「子宮頸《けい》がん」

「鼻腔・副鼻腔のがん」

「卵巣がん」

「骨髄性白血病」

と、計一五種類のがんのリスク因子でもあることが分かっています。

そしておそらく、一五種類に関係するということは、現時点ではデータが不足しているだけであって、実際は「ほとんどすべてのがんに関係する」と考えたほうが正しいのかもしれません。

いずれにしても、タバコの怖さがよくわかると思います。

最近は禁煙をサポートする薬も出ていますので、喫煙されている方はぜひ禁煙にトライしてほしいと思います。

ヘリコバクター・ピロリ菌という最重要課題

さて、胃がんのリスクを減らすためには、生活習慣の是正も欠かせませんが、なんといっても一番影響力の強い因子は、「ヘリコバクター・ピロリ菌」です。

ピロリ菌については各種メディアで盛んに報道されていますので、どこかで名前を聞いたことがあると思います。

そして、**その高い注目度の割に、ピロリ菌ほど正しく理解されていないものもないと言うほど、数多くの誤解がまん延しています。**

ピロリ菌について解説すること、そしてピロリ菌にまつわるさまざまな誤解を解くことは、本書の重要な目的の一つです。それぐらい胃がんに与えるインパクトが大きいのです。

ピロリ菌は胃の粘膜に感染し、炎症を起こします。これを慢性胃炎といいます。

そこで止まっていればいいのですが、慢性胃炎が長期間続くと、胃がんが発生するリスクが高まってしまうのです。ＷＨＯ（世界保健機関）でもピロリ菌は「確実な発がん要因」に認定されています。

実際に、胃がんを起こした胃の粘膜にピロリ菌がいるかどうかを調べてみると、ほとんどが現在ピロリ菌陽性か、過去にピロリ菌に感染していたかのどちらかです。ピロリ菌に一度も感染したことがない方が胃がんを起こすことはめったになく、胃がん全体のおよそ一％にすぎないと考えられています(6)。

ちなみに、ピロリ菌は胃がんだけでなく、その他にもさまざまな病気の原因となることが知られています。

ピロリ菌が引き起こす病気には、胃潰瘍や十二指腸潰瘍、慢性胃炎、胃MALTリンパ腫といった胃や十二指腸に関連するものから、特発性血小板減少性紫斑病(ITP)といって「血を固める作用を持つ血小板が減る」という、どうしてその病気と関連するのかよくわからないものまであります。

これらの病気はピロリ菌を除菌することによって改善する可能性が高いので、もし該当する病気があってピロリ菌の検査をしたことがないのであれば、すぐにでも医療機関で検査することをおすすめします。

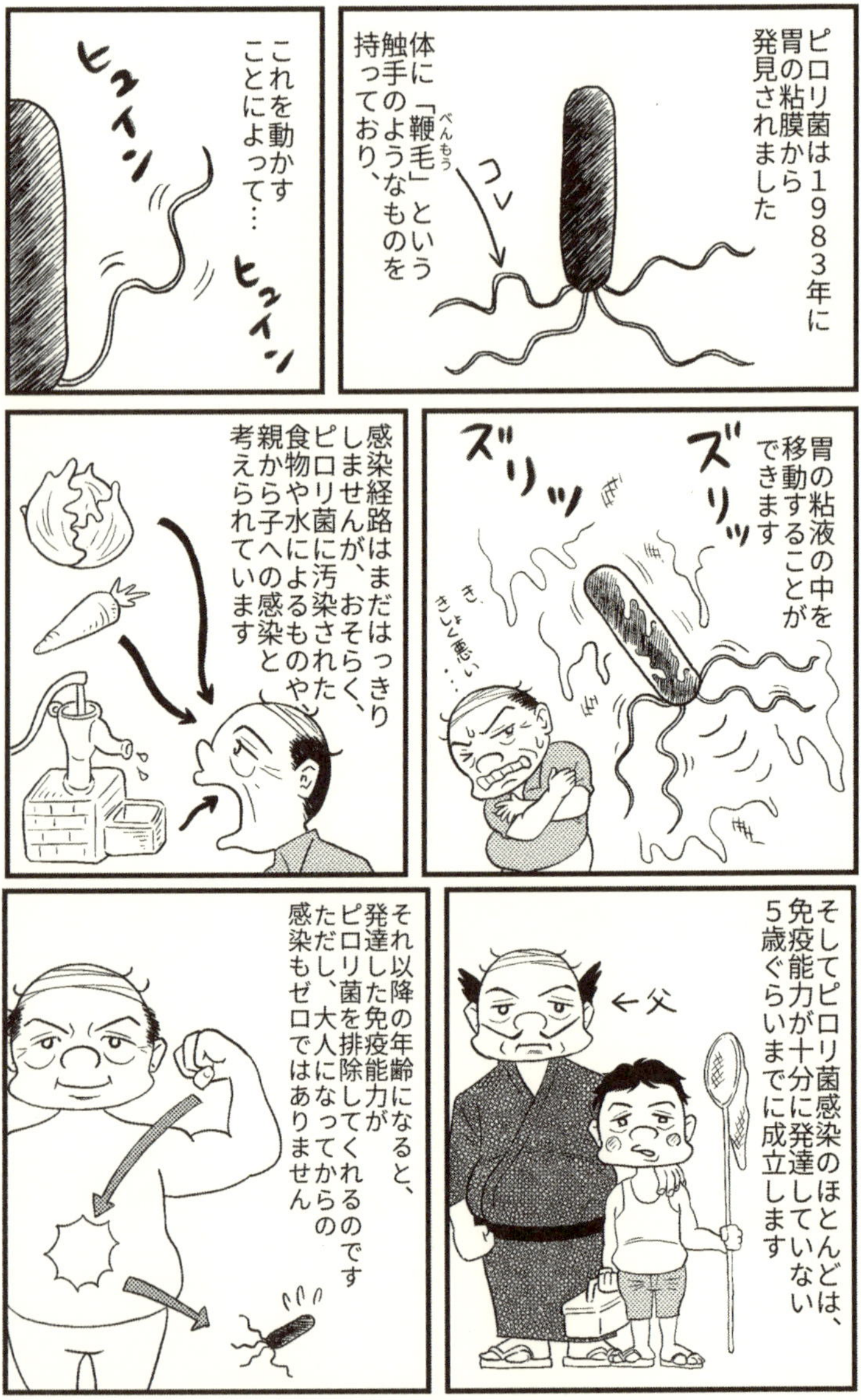
ピロリ菌は１９８３年に
胃の粘膜から
発見されました
体に「鞭毛《べんもう》」という
触手のようなものを
持っており、
コレ
これを動かす
ことによって…
ヒュイン
ヒュイン
胃の粘液の中を
移動することが
できます
ズリッ
ズリッ
き、きしょく悪い・・・
感染経路はまだはっきり
しませんが、おそらく、
ピロリ菌に汚染された
食物や水によるものや、
親から子への感染と
考えられています
そしてピロリ菌感染のほとんどは、
免疫能力が十分に発達していない
５歳ぐらいまでに成立します
←父
それ以降の年齢になると、
発達した免疫能力が
ピロリ菌を排除してくれるのです
ただし、大人になってからの
感染もゼロではありません

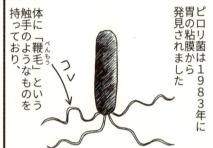

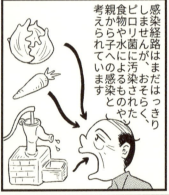

非常に高い日本人の感染率

日本人のピロリ菌感染率は非常に高く、人口の約半分が陽性と考えられています。[7]

ただし感染率は年代によって差があり、若い年代ほど低くなっています。

これは日本の生活環境が清潔になってきたことによる結果だと考えられています。

多くの人が陽性なのだからピロリ菌は大腸菌のような常在菌であって、心配する必要はないと考えている方もいらっしゃいますが、これはまったくの誤解です。

日本や韓国、中国は地理的な問題により、世界的に見てもピロリ菌の感染率が例外的に高く、それに伴って胃がんの患者数も非常に多くなっています。

その一方、欧米などの先進国ではピロリ菌の感染率、胃がんの患者数ともに著しく低くなっています。

つまり陽性者が多いから心配ないというわけではまったくなく、日本人が置かれ続けてきた状況が異常なだけなのです。

ちなみに、欧米では胃がんの患者数がとても少ないので、胃がん検診をやっていないという国も多いです。そしてそれをもって、「欧米では胃がん検診をやっていないから、日本でもやる必要はないんだ」という方が時々いますが、これはトンチンカンな因果関係の逆転ですのでご注意ください。

除菌したからリスクゼロではない

タバコががんのリスク因子であれば、禁煙することによって発がんのリスクを下げることができます。

では、胃がんのリスク因子であるピロリ菌に感染している場合はどうすればいいのでしょうか?

この場合には「除菌」といって、薬を飲んでピロリ菌を体から駆除することを検討します。

ただし厳密にいうと、

「ピロリ菌が胃がんの原因である」からといって、「ピロリ菌を除菌すると胃がんのリスクがなくなる」というわけではありません。

ここはとても誤解されやすいポイントです。

前段で解説したように、ピロリ菌感染はほとんどが五歳ぐらいまでの幼少期に起こっています。

その後、何十年もの時間をかけて、

「ピロリ菌感染」←「慢性胃炎」←「胃がんのリスク増大」

という流れが胃の中で進行しています。

何十年も前にすでにスイッチが押されてしまっているので、そもそもの原因のピロリ菌の除菌をおこなったとしても、進行した変化を一夜にしてなかったことにはできません。

うまい例えが見つからなかったのですが、あえて言うなら「ゆで卵を冷やしても生卵には戻らない」ようなものです。

結局、発がんのリスクをまったくのゼロにすることはできません。

とはいえ、ほうっておけば今後も発がんリスクは増大する一方ですし、除菌をすれば発がんリスクを「ゼロにする」ことはできないものの、「下げられる」と考えられています。

ピロリ除菌はどれぐらい有効なのか？

それでは除菌によってどれぐらい発がんリスクを下げられるのでしょうか？

図5は日本人を対象にした有名な研究の結果[8]で、ピロリ菌の除菌の意義を説明するためによく使用されています。

横軸が経過年数で、縦軸が累積の発がん数です。

グラフⒶが除菌をしなかったグループで、グラフⒷが除菌をしたグループです。

明らかにⒷのグループのほうが発がん数が少ないことが分かります。

図5

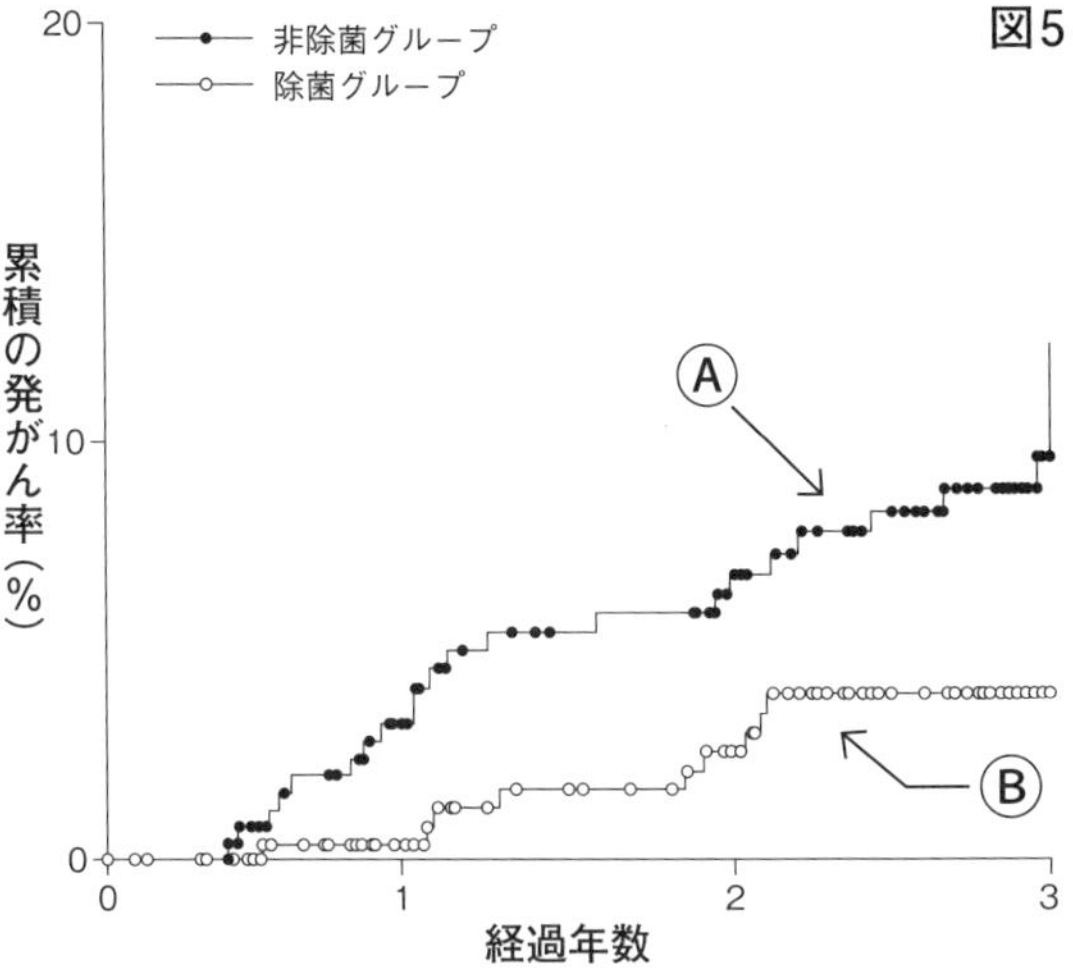

この論文では、ピロリ除菌をおこなったことにより、その後の発がんリスクを約六五％減らすことができたと報告しています。

普通、「六五％も減るなら、やったほうがいいな」と思いますよね。

たしかにこの論文は非常にインパクトがあり、ピロリ除菌の保険適応を拡げるうえで非常に重要な役割を果たしたのですが、実は残念ながらみなさんのほとんどは六五％減少に該当しません。その点を誤解している医師もたくさんいるので注意が必要です。

どういうことかというと、この研究は「一度胃がんができて治療をした人」が対象になっているのです。

つまり、そういった人を除菌したら、二個目のがんができる頻度を減らすことができた、という内容です。

それが何を意味するかというと、「ピロリ菌感染→慢性胃炎→胃がんのリスク増大」という流れの中で、「慢性胃炎までにとどまっている人」に比べると、「すでに一度発がんしている、発がんのリスクが一段階高い人」が対象になっているのです。

「リスクが高い」ということは、イコール「除菌による恩恵を受けやすい」ということなのです。つまり、リスクが慢性胃炎レベルまでの人にとっては、そこまでの恩恵は見込めないのです。

では、多数派である慢性胃炎レベルの人は、ピロリ除菌によってどれぐらい発がんリスクを下げられるのでしょうか？

これは実はまだはっきりわかっていません。

「えっ、そうなの!?　あんなにいろんな所で宣伝されてるのに？」

と驚かれた方も多いと思いますが、残念ながら事実です。効果のほどについては「意味がない」というものも含めて、さまざまな報告がなされています。(9)

ただし、いまのところ専門家のあいだでは、およそ三〇～四〇％発がんのリスクを減らせるのではないか、と推測されています(9-12)。

三〇～四〇％と聞くと、「なんだ、たったそれだけか」と思う方もいらっしゃるかもしれません。しかしこれが本当だとすると、医療の世界では実は相当立派な数字なのです。

そしてこういった「転ばぬ先の杖」のような一見地道なことが、実はがん予防について一番賢明で、価値のある闘い方だと思います。

また、これはあくまで平均的にこれぐらいという数字です。年齢が若ければ若いほど、つまり慢性胃炎が軽ければ軽いほど、除菌のメリットは大きいと考えられています。

なぜなら、「ほとんど生卵」という正常に近い状態をこの先もキープすることができるからです。

胃がんが減っても食道がんが増える⁉

さて、ここまでは除菌のメリットを解説しましたが、実は副作用などのデメリットにも目配りが必要です。

除菌をする場合には「抗生剤二種類」と「胃酸を抑える薬一種類」の合計三種類を一週間内服します。

それなりに強い薬ですので、下痢・軟便が一〇〜二〇％、味覚異常・口内炎が五〜一五％、アレルギーによる湿疹が二〜五％あると報告されています[13]。

また、ここで強調しておきたいのは、除菌によって胃酸が活発に出るようになり、逆流性食道炎になる可能性があることです。そして、逆流性食道炎が悪化すると、食道がんになる場合があります（71ページマンガ参照）。

「ピロリ除菌で胃がんが減っても、食道がんになったら意味がない！」と思った方、その通りです。

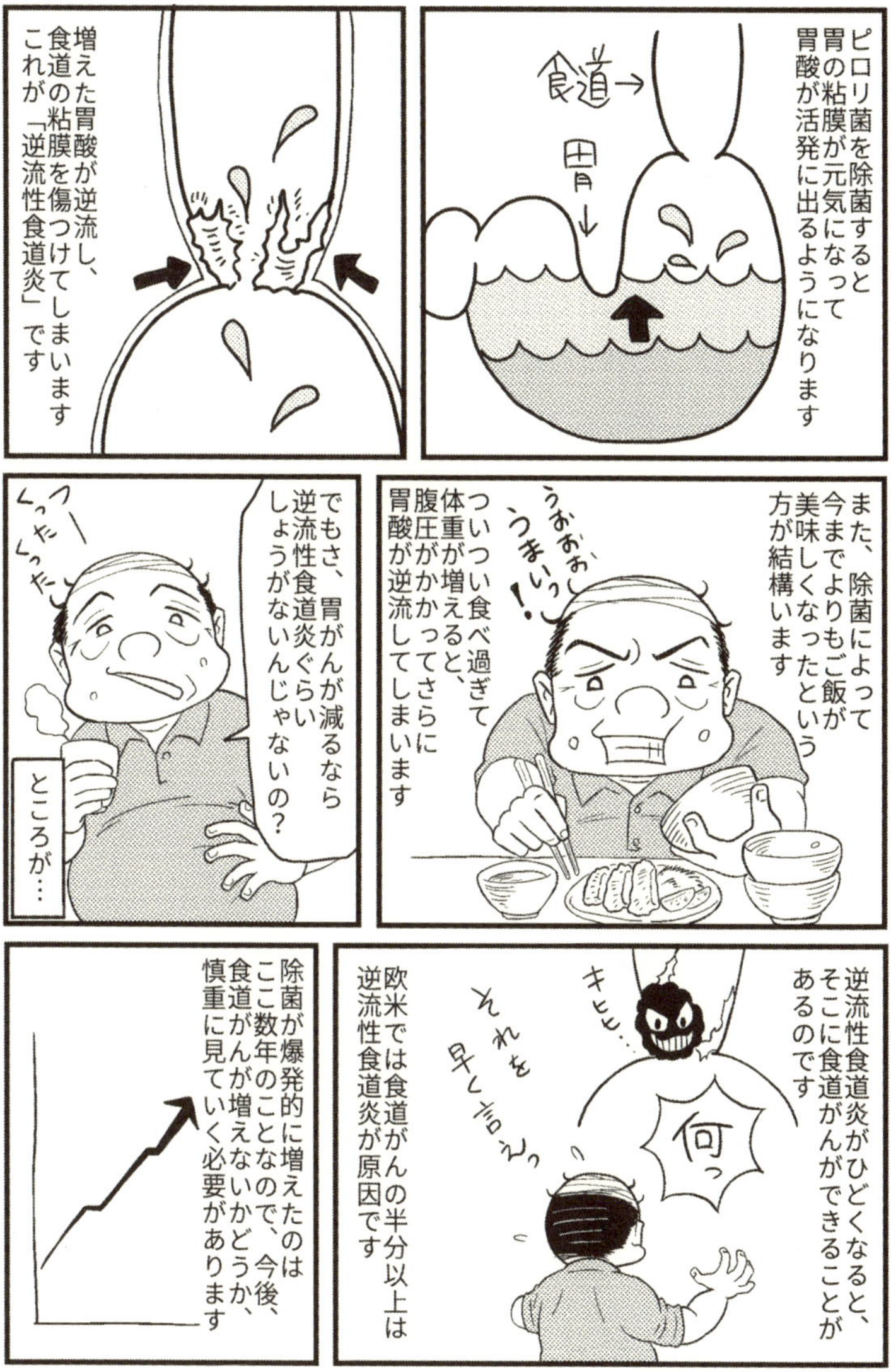
ピロリ菌を除菌すると胃の粘膜が元気になって胃酸が活発に出るようになります
食道→
胃↓
増えた胃酸が逆流し、食道の粘膜を傷つけてしまいますこれが「逆流性食道炎」です
また、除菌によって今までよりもご飯が美味しくなったという方が結構います
うおおおぉ
うまいっ!
ついつい食べ過ぎて体重が増えると、腹圧がかかってさらに胃酸が逆流してしまいます
でもさ、胃がんが減るなら逆流性食道炎ぐらいしょうがないんじゃないの?
フー
くったくった
ところが…
逆流性食道炎がひどくなると、そこに食道がんができることがあるのです
キヒヒ…
何っ
それを早く言えっ
欧米では食道がんの半分以上は逆流性食道炎が原因です
除菌が爆発的に増えたのはここ数年のことなので、今後、食道がんが増えないかどうか、慎重に見ていく必要があります

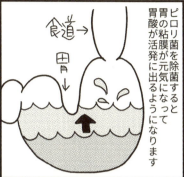

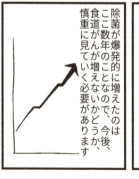

ただし、ピロリ除菌が食道がんにダイレクトにつながるわけではありません。その間にいくつか関所があります。たとえば次の三つ。

① 除菌で胃酸が増えても、それは「減っていた胃酸が正常に戻るだけ」であること。
② ご飯が美味しくなっても、体重が増えないようにすること（これはごく一般的なことですね）。
③ もし逆流性食道炎になったら、胃酸を抑える薬でコントロールできること。

やっぱりどの立場からどの段階で考えても、ピロリ除菌の重要性は変わらないと思います。

医者さえも誤解しがちなピロリ菌

さて、ピロリ菌については、とても深刻な誤解が世の中にまん延しています。
そして残念ながら、医師自身が誤解の普及に一役買っているケースすらあるのです。
それでは、ピロリ菌についてのよくある誤解を見ていきましょう。

①「慢性胃炎は治療の対象ではない」という誤解

胃潰瘍や胃がんができた方のピロリ除菌は以前より保険適応ですが、慢性胃炎の方の除菌が保険適応になったのは二〇一三年二月と比較的最近のことです。

つまりそれまでは慢性胃炎は原則的に治療の対象ではありませんでした。

そして過去にそのように説明を受けているため、「自分は慢性胃炎に過ぎないので治療は必要ない」と思い込んでいる方がまだいらっしゃいます。

また、その意識が完全に抜けきらない医師も時々います。

②「慢性胃炎が軽度だから治療しなくて大丈夫」という誤解

この誤解も多いです。

前述した通り、慢性胃炎が軽度の人、つまり「ピロリ菌感染→慢性胃炎→胃がんのリスク増大」という流れが進み切っていない人こそ除菌のメリットが一番大きいと考えられています。

③「ピロリ菌を除菌したからもう大丈夫」という誤解

これも前述通りです。流れのスイッチがすでに押されてしまっているので、発がんのリスクをゼロにはできません。

④「ピロリ菌検査をしたら陰性だったから大丈夫」という誤解

実はこれが一番大きな問題になりうる誤解です。

「ピロリ菌が胃がんの原因なんだから、陰性なら良いのでは?」と思われる方も多いと思います。

しかし「ピロリ菌陰性」と「ピロリ菌に感染したことがない」は決してイコールではありません。

たとえば、過去に風邪などで抗生物質を内服した時に、「本人も知らないうちにピロリ菌が除菌できていた」というケースがありえます。

この場合も結果的に③と同様の状態になりますので、胃がんのリスクはまだ残っていることになります。

そしてさらには、**実はピロリ菌陰性なのに、胃がんのリスクが最高レベルに高いというケースがある**のです。これはとても重大なパラドックスなので注意が必要です。

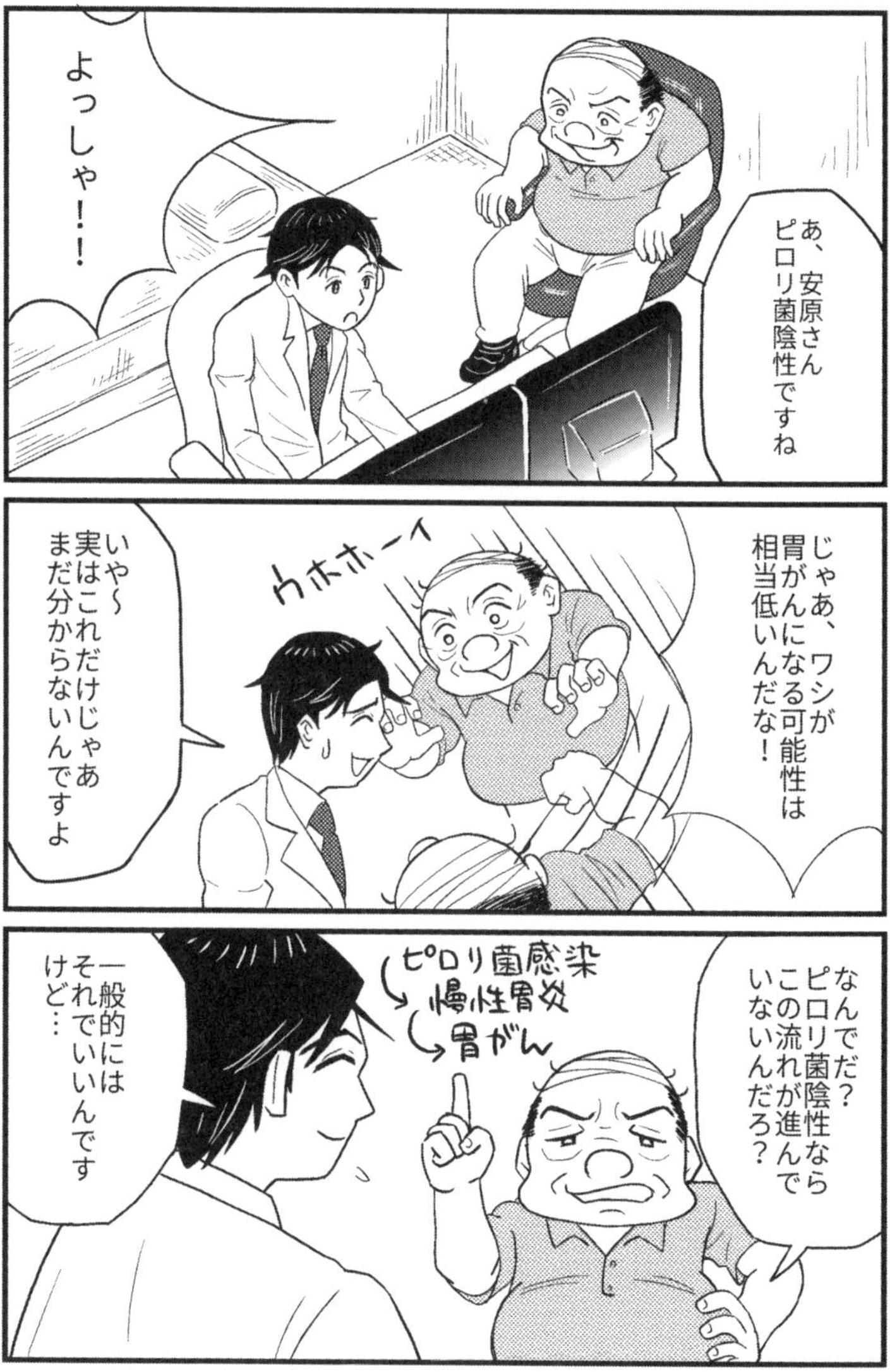
あ、安原さん
ピロリ菌陰性ですね
よっしゃ!!
じゃあ、ワシが
胃がんになる可能性は
相当低いんだな!
ウホホーイ
いや~
実はこれだけじゃあ
まだ分からないんですよ
なんでだ?
ピロリ菌陰性なら
この流れが進んで
いないんだろ?
ピロリ菌感染
慢性胃炎
胃がん
一般的には
それでいいんです
けど…

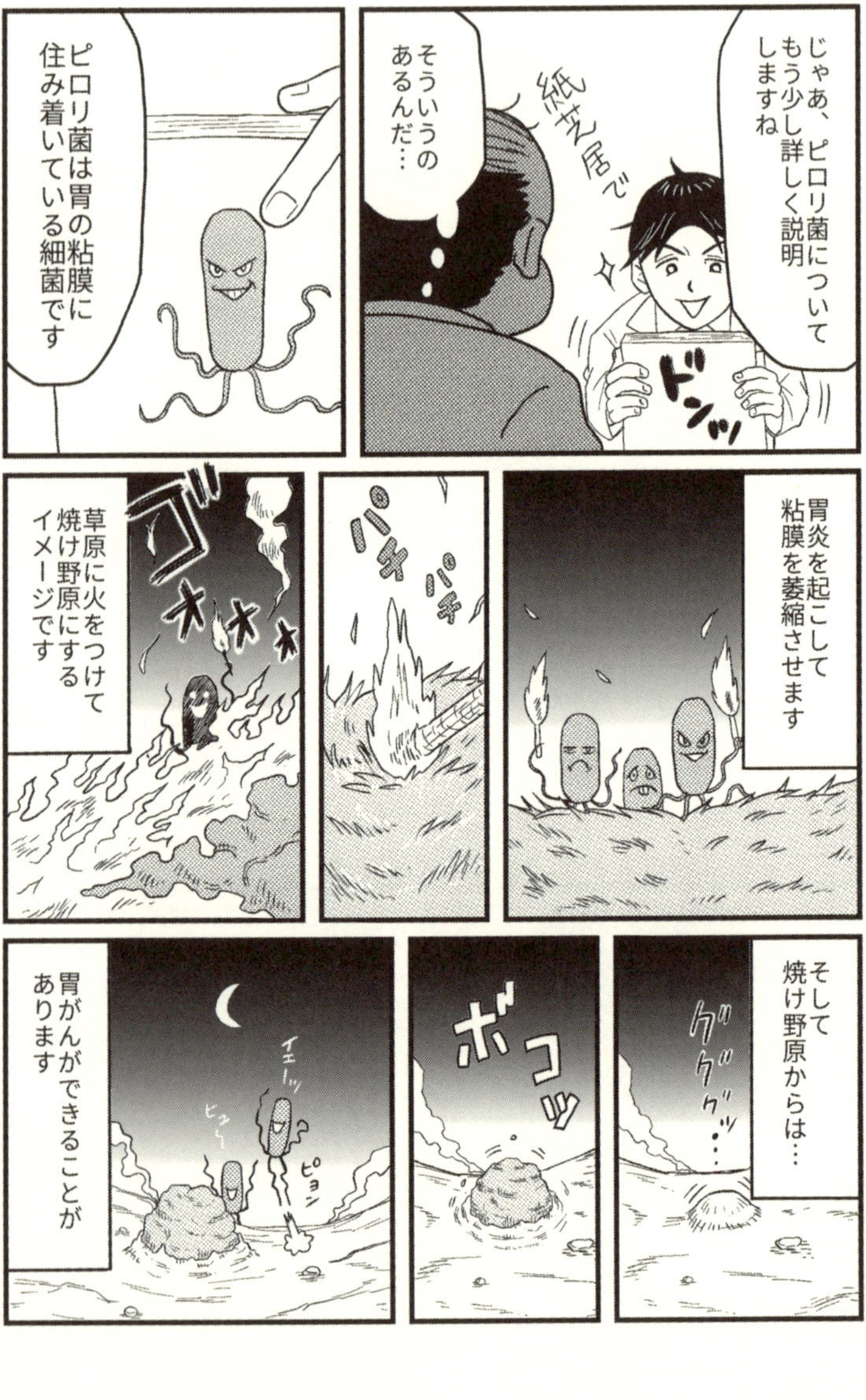
じゃあ、ピロリ菌についてもう少し詳しく説明しますね
紙芝居で
ドンッ
そういうのあるんだ…
ピロリ菌は胃の粘膜に住み着いている細菌です
胃炎を起こして粘膜を萎縮させます
パチパチ
ゴオオオ
草原に火をつけて焼け野原にするイメージです
そして焼け野原からは…
グググッ…
ボコッ
胃がんができることがあります
イエーッ
ピョン

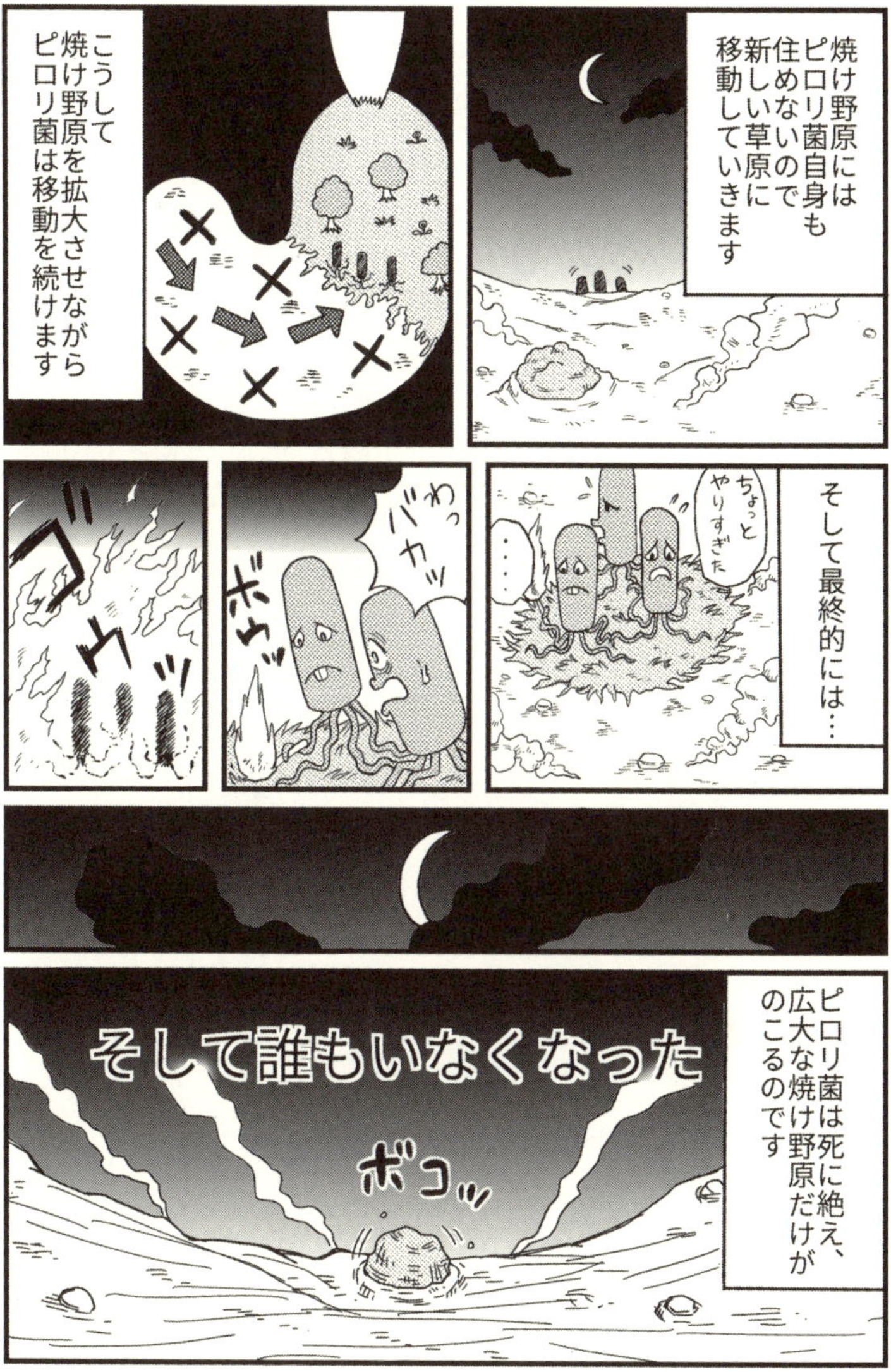
焼け野原にはピロリ菌自身も住めないので新しい草原に移動していきます
こうして焼け野原を拡大させながらピロリ菌は移動を続けます
そして最終的には…
ちょっとやりすぎた
…
わっ
バカッ
ボウッ
ゴウッ
ピロリ菌は死に絶え、広大な焼け野原だけがのこるのです
そして誰もいなくなった
ボコッ

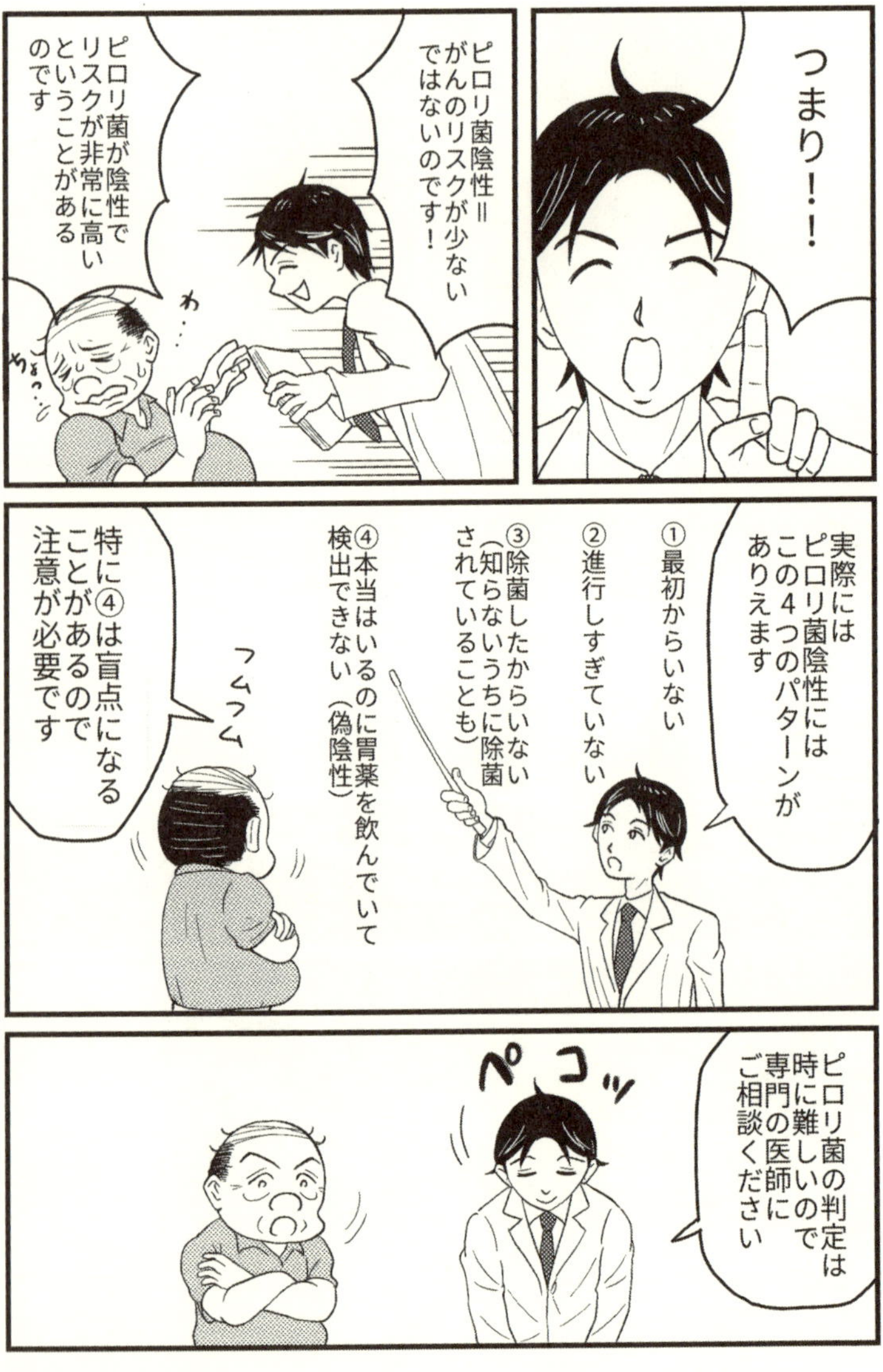
つまり！！
ピロリ菌陰性＝がんのリスクが少ないではないのです！
ピロリ菌が陰性でリスクが非常に高いということがあるのです
わ…
実際にはピロリ菌陰性にはこの4つのパターンがありえます
①最初からいない
②進行しすぎていない
③除菌したからいない（知らないうちに除菌されていることも）
④本当はいるのに胃薬を飲んでいて検出できない（偽陰性）
特に④は盲点になることがあるので注意が必要です
フムフム
ピロリ菌の判定は時に難しいので専門の医師にご相談ください
ペコッ

症状がない＝病気がないという誤解

さて、胃がんの一次予防を完璧にこなしたとしましょう。

タバコはやめました。野菜と果物をきちんと食べています。塩分は極力減らしています。ピロリ菌の除菌もしました。

ではこれで終了なのかというと、残念ながらそうではないのです。

もちろん一次予防の重要性に疑いの余地はありませんが、発がんのリスクをゼロにすることはできません。リスクの程度に応じてでかまいませんが、万全を期すのであればどうしても二次予防、つまり画像検査による「がん検診」が必要になってくるのです。

「症状がないから検査は必要ないよ」

一般の方に胃がん検診をすすめると、時々このような反応が返ってきます。

もちろん、心情的にはよく理解できます。

なぜなら普段の生活で私たちがかかるありふれた病気は、なんらかの症状を伴うことが多いからです。

風邪であればせきや鼻水、発熱があります。

腸炎になれば下痢、嘔吐《おうと》、腹痛があります。

そのため、どうしても「症状がない＝病気がなくて健康だ」と考えてしまいがちです。

一般的にはそれでいいのですが、命に関わるような深刻な病気なのに、進行するまでなんの症状もなかったというケースは決してまれではありません。

今まで少なくとも見かけ上は健康そのものだった人が突然心筋梗塞を起こしたり、脳出血を起こしたりして亡くなったという話を、身近に聞いたことがある方も多いのではないでしょうか。

がんの場合も同様です。初期の場合はほとんど症状が出てきません。

とくに、胃や大腸などの消化管のがんは、その傾向が顕著です。

なぜかというと、**胃の粘膜は、痙攣《けいれん》したり急性の炎症が起きたりしない限り、痛みなどの感覚が生じないようにできているのです。**

たとえば、食事中に「あ、今食べたものが粘膜を押しているな」とか、「食べたものが胃の奥のほうに移動しているな」などと感じる方はほとんどいないと思います。

胃という臓器は繊細なようでいて、実は非常に鈍感な一面もあるのです。

そのため、粘膜にがんができて増殖しても、それを症状として感じることはできません。自分の知らないうちにがんが発生し、それがどんどん大きくなって進行してしまっている、ということがありえるのです。


ということは、胃がんを早期に発見するためには、たとえ無症状であっても積極的に検査を受けて、定期的に胃の中をチェックしておく、というスタンスが必要になってくるのです。

「症状がない＝病気がない」ではないのです。

バリウム検査はラクではない

胃の検査は大きく二つに分けられます。

バリウムを飲んでレントゲン写真を撮る胃X線撮影（以下、バリウム検査）と、先端にレンズのついたスコープを口から入れて胃の検査をする上部消化管内視鏡検査（以下、胃カメラ）です。

市区町村など自治体の胃がん検診では主にバリウム検査をおこない、人間ドックなどでは両方選択できるところが多いと思います。

では胃がん検診のためには、胃カメラとバリウム検査のどちらを選べばいいのでしょうか？

結論から言ってしまうと、**胃カメラに軍配が上がります。**

これは医師のあいだではほぼ疑問の余地のないことです。

実際に、消化器専門の医師で自分の胃がん検診をバリウム検査でおこなっているという人はほとんどいないと思います。少なくとも私の周囲には一人もいません。

バリウム検査の仕組み

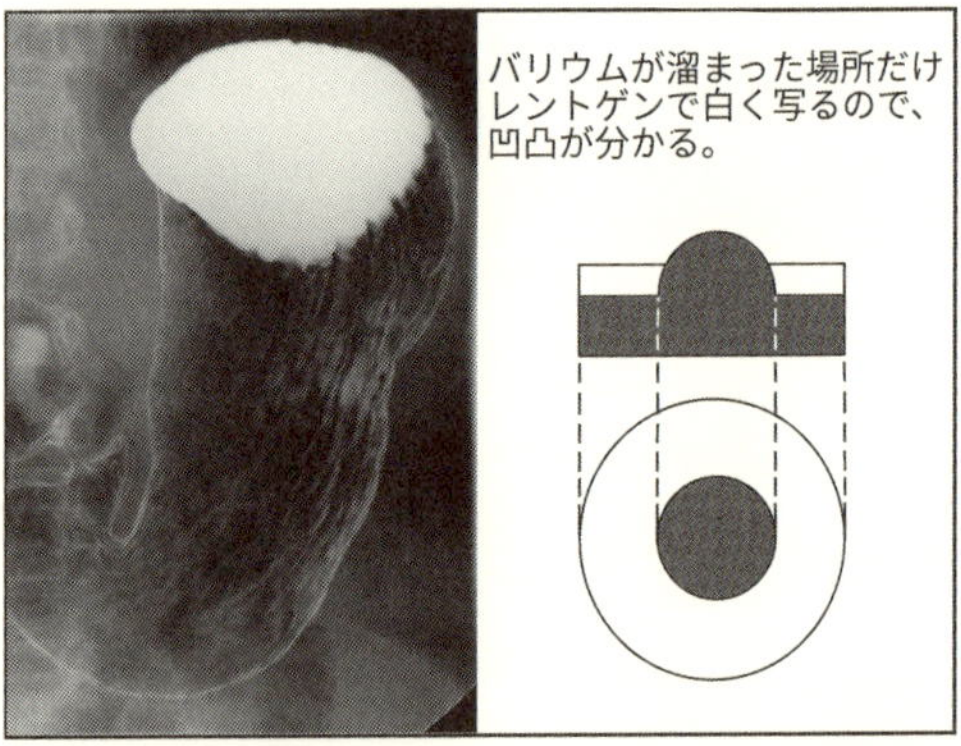

胃カメラの仕組み

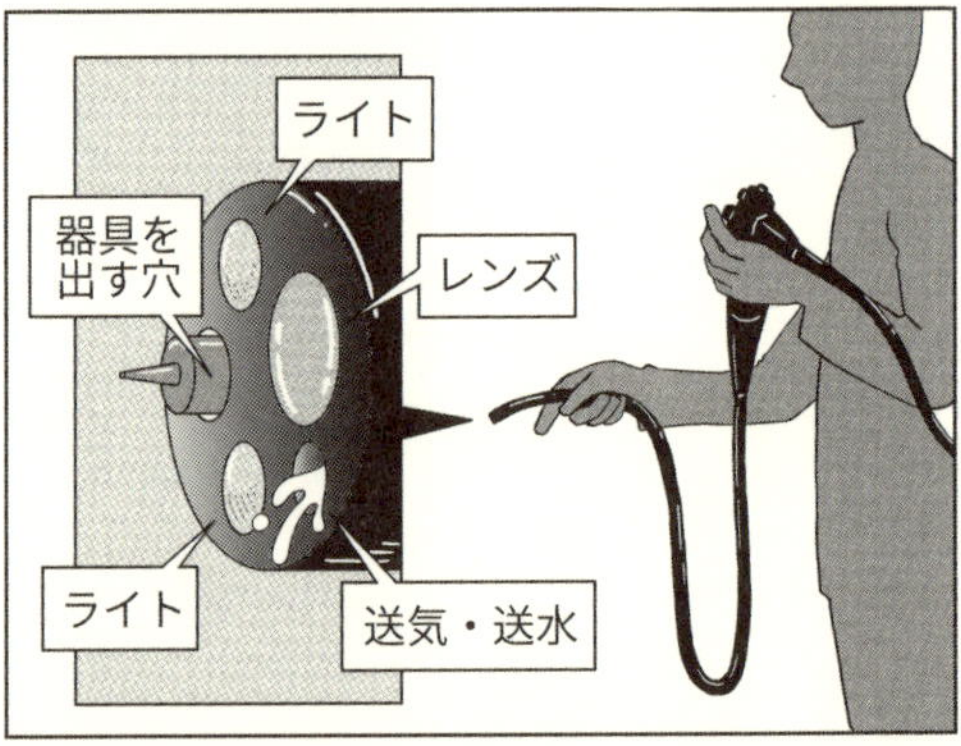

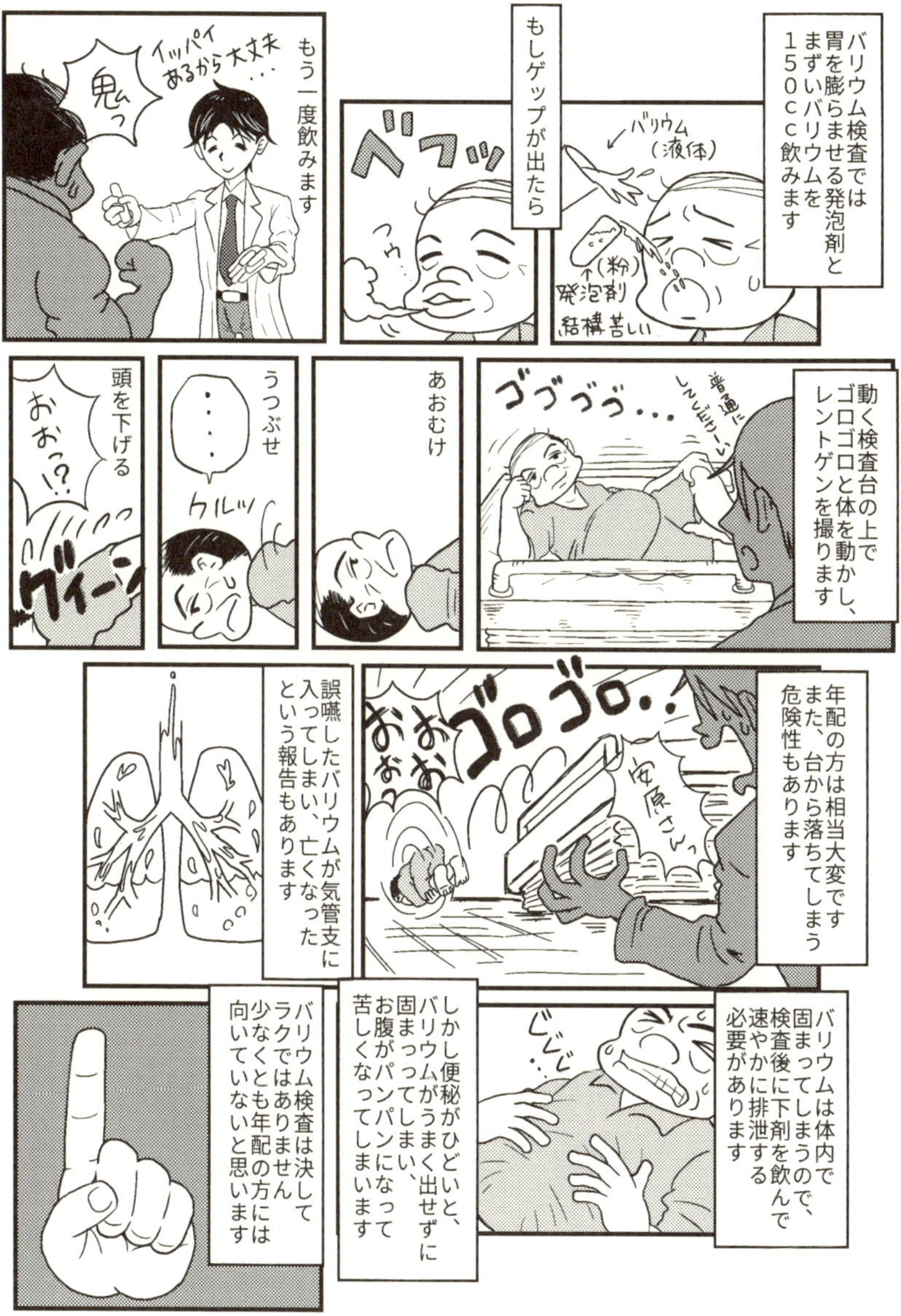
バリウム検査では胃を膨らませる発泡剤とまずいバリウムを150cc飲みます
バリウム（液体）
（粉）発泡剤
結構苦しい
もしゲップが出たら
ブフッ
フゥ…
もう一度飲みます
イッパイあるから大丈夫…
鬼っ
動く検査台の上でゴロゴロと体を動かし、レントゲンを撮ります
普通にしんどいー
ゴゴゴゴ…
あおむけ
うつぶせ
……
クルッ
頭を下げる
おおっ!?
グイーン
年配の方は相当大変ですまた、台から落ちてしまう危険性もあります
ゴロゴロ…
安原さんっ
おおおおっ
誤嚥したバリウムが気管支に入ってしまい、亡くなったという報告もあります
バリウムは体内で固まってしまうので、検査後に速やかに下剤を飲んで排泄する必要があります
ぐぐぐ…
しかし便秘がひどいと、バリウムがうまく出せずに固まってしまい、お腹がパンパンになって苦しくなってしまいます
バリウム検査は決してラクではありません少なくとも年配の方には向いていないと思います

胃カメラのほうがいいという理由を説明する前に、とにかくまず強調したいことは、一般に「バリウム検査のほうがラク」というイメージが広まっていますが、これはまったくの誤解です。受けたことがある方はお分かりでしょうし、マンガでも解説していますが、決してラクな検査ではありません。

その他にも、バリウム検査のマイナス面がいくつかあります。

まずレントゲン撮影をするので医療被ばくをする問題がありますし、病変の存在が疑われる場合には、後日改めて胃カメラを受ける必要があります(つまり二度手間になります)。

また、バリウム検査で食道を詳細に観察することは困難であり、早期の食道がんを発見することもほとんど期待できません。

胃カメラはやっぱり苦しい?

では胃カメラの最大の短所はどこかというと、やっぱり「苦しい」ということにつきます。

皆さんの中には「胃カメラをするとオエオエえずいて大変。よだれと涙と鼻水でグチャグチャになる」という方もいらっしゃるでしょう。

残念ながら、胃カメラが苦しいというのは誤解とは言えません。

胃カメラは、腹部の超音波検査(エコー)のようにベッドに横になっていればおしまい、という検査とは違います。場合によっては非常に苦しくなってしまうことがあるのです。

なぜ胃カメラが苦しいのかというと、人間には「嘔吐《おうと》反射」という生理的な反射があるからです。

誰でもノドの奥に指を入れるとオエッとなるはずです。これが嘔吐反射です。指の代わりに胃カメラを入れても同様のことが起こります。

これは人間には誰しも備わった体の機能なので、胃カメラを入れるとオエオエするというほうがむしろ自然なことなのです。

ただし嘔吐反射があまりにも強いと、胃と食道のつなぎ目が裂けて出血することがあります。

また非常にまれですが、胃カメラでのどや食道の壁を傷つけて穴が開いてしまうことがあります(「穿孔《せんこう》」といいます)。

嘔吐反射や緊張が強ければ強いほど、これらの偶発症が起こる頻度が高まってしまうので、できるだけ胃カメラをラクに受けるための工夫が必要になってくるのです。

胃カメラをラクに受けるコツ

胃カメラをラクに受けるためには、いくつかのコツがあります。

まず、検査の前には必ずノドの局所麻酔をします。

これにはドロッとした液体を含むやり方と、スプレーを散布するやり方があり、病院によっては併用する場合もあります。

この麻酔は刺激が強くて少し不快なのですが、これをしっかりやればやるほど嘔吐反射が抑えられ、胃カメラ自体はラクになります。

次に、検査中は深呼吸が大事です。一般的に「鼻から吸って口から吐く呼吸で」といいますが、みなさんそれぞれがやりやすい方法で結構です。とにかくゆっくり大きな深呼吸を続けます。

よくベロを動かして胃カメラが口の中に入ってくるのをブロックしようとする方がいますが、無駄な抵抗はやめましょう。ベロは下あごにピタッとくっつけて、ノドの奥をポカーンと大きくあけるのがコツです。

ツバは飲み込むと気管に入ってむせ込むことがあるので、できるだけ飲まないで口の外に垂れ流します。

それでも苦しい！　という方ももちろんいらっしゃいます。

その場合は二つの選択肢があります。

一つは、麻酔の注射を使う胃カメラです。

麻酔で意識をボーッとさせて嘔吐反射を抑え込む、という方法です。

使う麻酔にはいくつかの種類があり、一種類だけ使うのか、もしくはいくつか併用するのかで麻酔の効き目が変わっていきます。

もちろん、使えば使うほど麻酔がしっかり効いて検査自体はラクに受けられますが、その分、麻酔の副作用が出るリスクも上がりますし、検査後に意識がハッキリするまで病院の中で休む時間も長くなります。

また、当日は車の運転を控えたほうがいいので、病院までバスやタクシーなどの公共交通機関を利用する必要がでてきます。

もう一つの選択肢は鼻から入れる胃カメラです。

実は胃カメラを鼻から入れると、純粋に解剖学的な理由で嘔吐反射が出にくくなるのです。たとえば筆者の場合は、口からの胃カメラではかなり嘔吐反射が出る一方、鼻からだとほぼゼロでした。「一時間でもできる」と思ったほどです。

ただしこれには個人差があり、中には「思ったほどラクじゃなかった」という方もいます。

また、鼻の中は複雑な構造になっているので、胃カメラがぶつかることによって痛みを感じたり、鼻血が出たりすることがあります。

これは私見ですが、がっちりとした体格の男性だと鼻からの胃カメラの恩恵が大きい（嘔吐

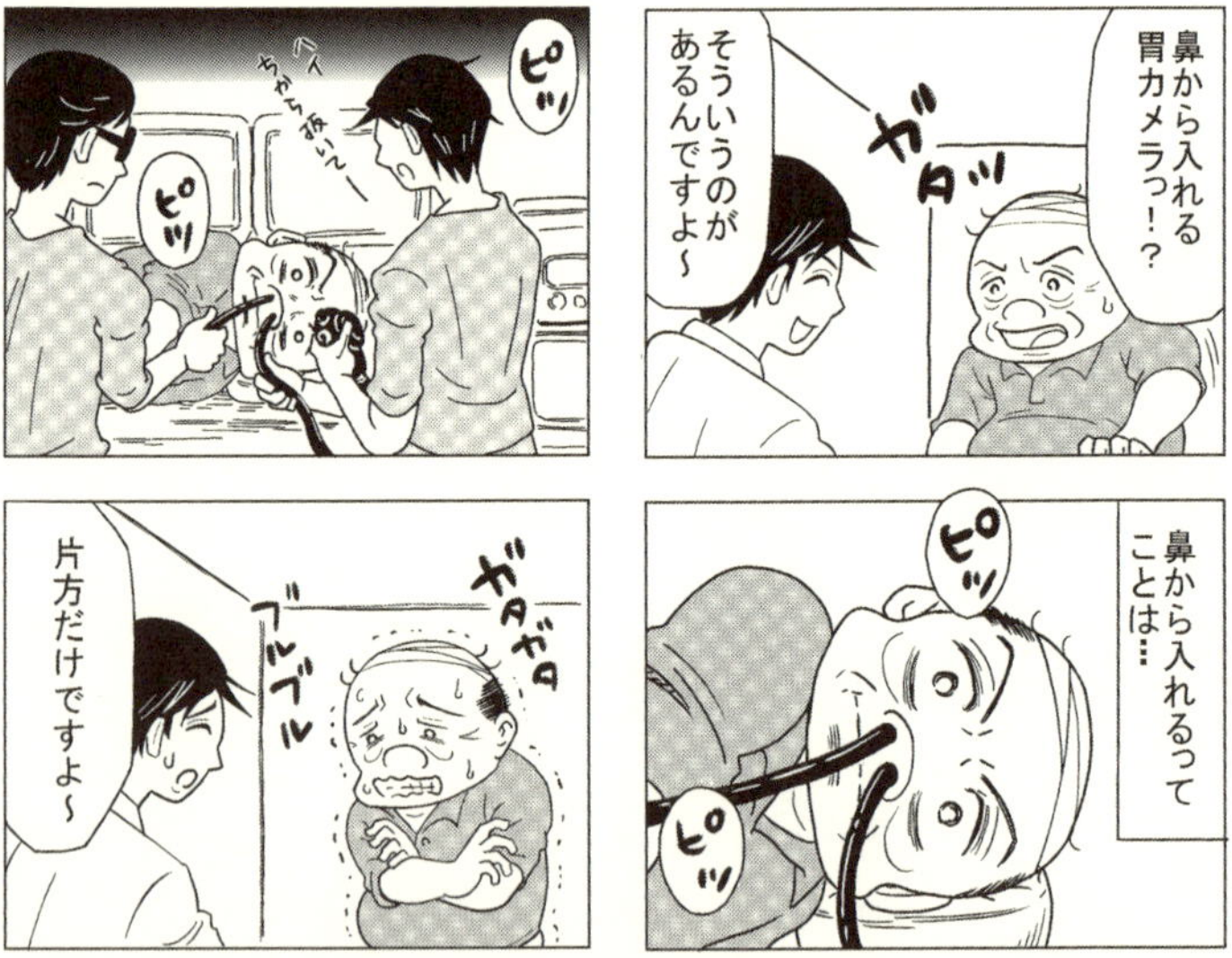

反射が出にくい)ですが、鼻の小さな女性は鼻血のリスクもあり、口からの胃カメラのほうが向いているように思います。

またその他の注意点として、鼻からの胃カメラは口からの胃カメラに比べて挿入する部分が細くなっているので、その分どうしても機能が犠牲になってしまっています。

画質がやや劣りますし、胃の中のアワなどを吸引してキレイにするのに時間がかかってしまうというマイナス面があります。

自分に合った胃カメラを探す

以上のように、胃カメラの選択肢には、

① オーソドックスな口からの胃カメラ
② 麻酔の注射を使う胃カメラ
③ 鼻からの胃カメラ

の三種類があります。

ただし施設によっては一部の選択肢がない場合もありますので、検査を受ける場合には事前の確認が必要です。

どの選択肢にも一長一短があるので、これが正解というものはありません。

ただし大事な留意点として、慢性胃炎が強いなど胃がんのリスクが高い方は、機能の点から鼻からの胃カメラはあまりおすすめしません。①か②を選んだほうが無難だと思います。

そして胃カメラは一度受ければそれでおしまいというものではないので(検査間隔については改めて詳しく解説します)、まずは一番興味がある選択肢を選び、場合によっては次回に他の選択肢を試すことによって、徐々に自分に一番合っているやり方を見つける、カスタマイズする、という心構えがいいと思います。

胃カメラとバリウム、がん発見率が高いのは?

さて、ここまでバリウム検査と胃カメラの運用上の長所と短所を解説いたしました。

では、肝心の胃がんの発見率はどちらが高いのでしょうか? マンガで説明していきます。

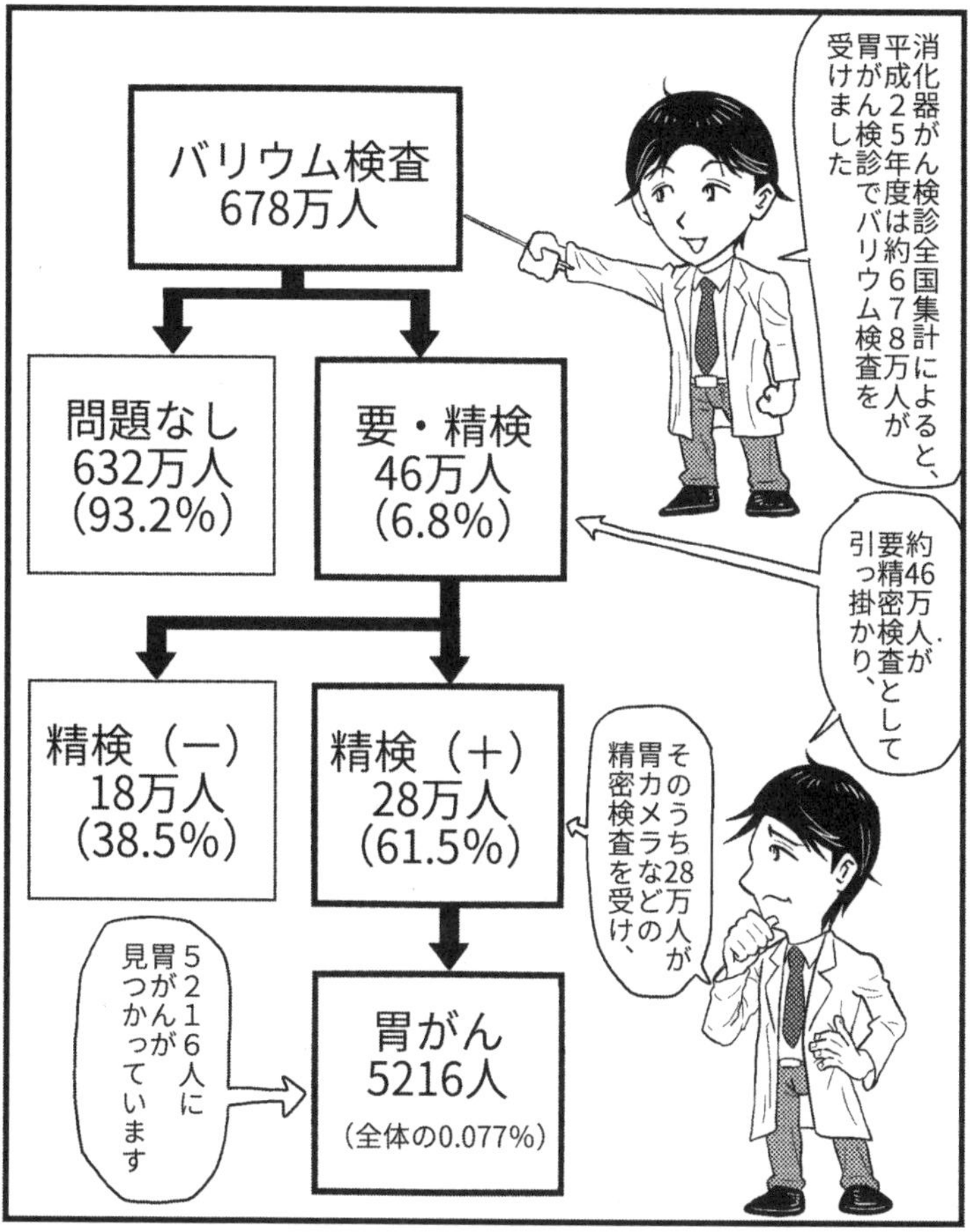
消化器がん検診全国集計によると、平成25年度は約678万人が胃がん検診でバリウム検査を受けました
バリウム検査 678万人
問題なし 632万人 (93.2%)
要・精検 46万人 (6.8%)
約46万人が要精密検査として引っ掛かり、
精検（－） 18万人 (38.5%)
精検（＋） 28万人 (61.5%)
そのうち28万人が胃カメラなどの精密検査を受け、
胃がん 5216人 （全体の0.077%）
5216人に胃がんが見つかっています

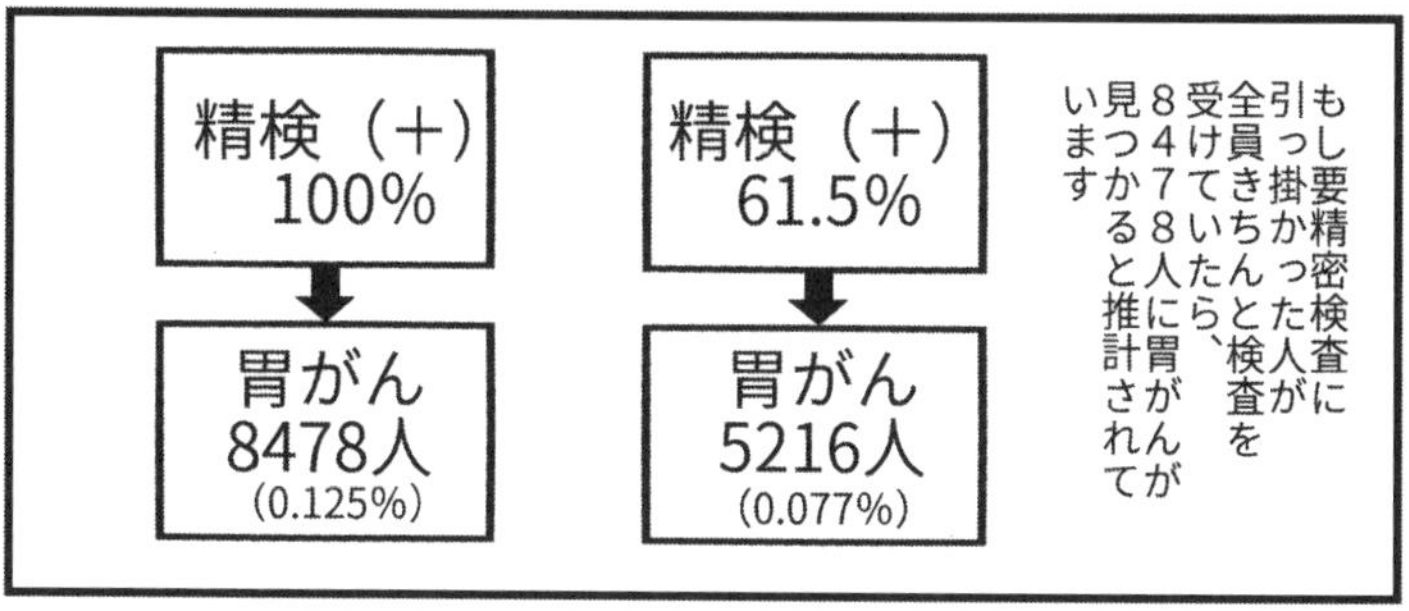
精検（＋） 100%
胃がん 8478人 (0.125%)
精検（＋） 61.5%
胃がん 5216人 (0.077%)
もし要精密検査に引っ掛かった人が全員きちんと検査を受けていたら、8478人に胃がんが見つかると推計されています

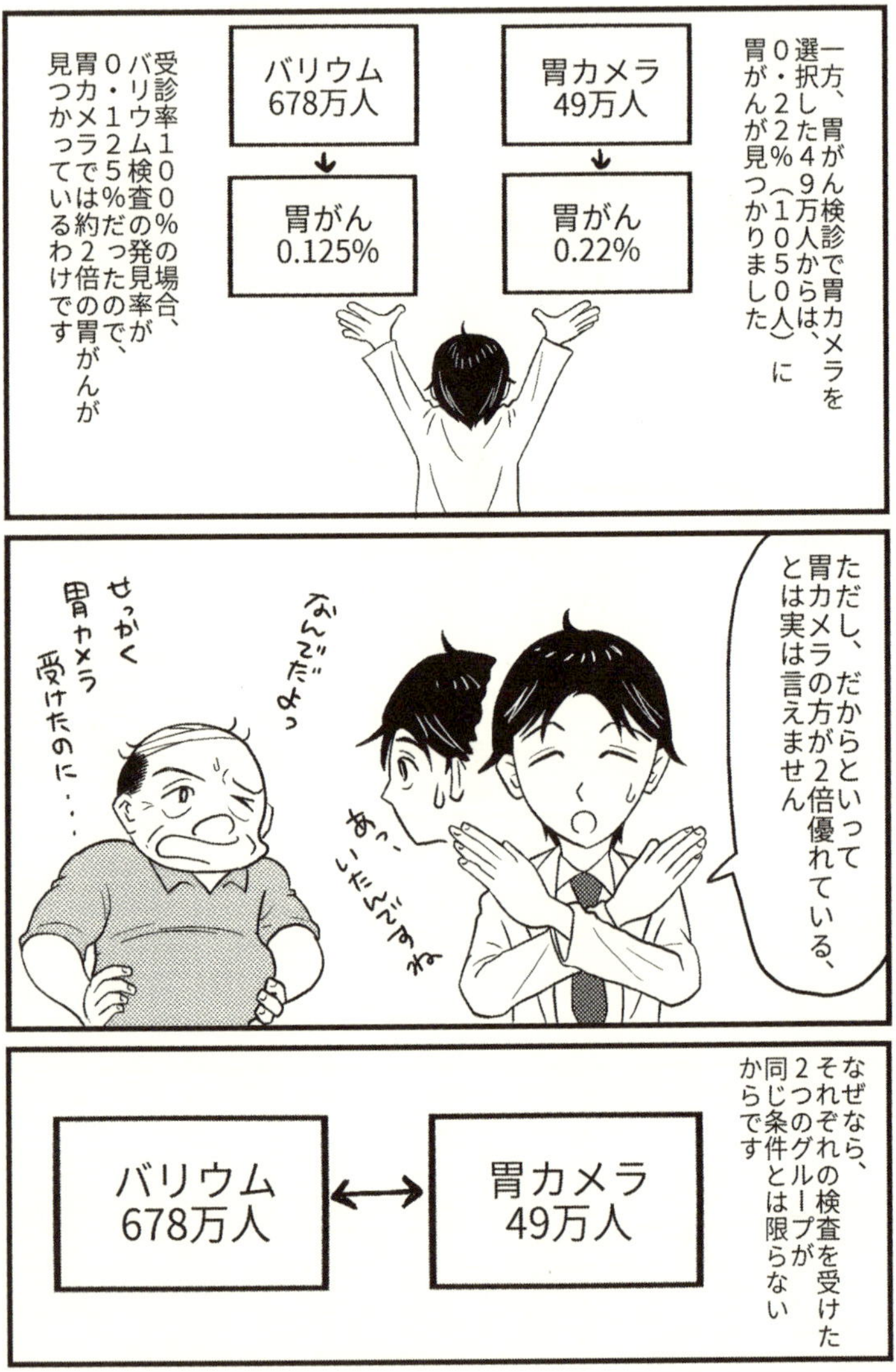
一方、胃がん検診で胃カメラを選択した４９万人からは、０・２２％（１０５０人）に胃がんが見つかりました
胃カメラ 49万人
胃がん 0.22%
バリウム 678万人
胃がん 0.125%
受診率１００％の場合、バリウム検査の発見率が０・１２５％だったので、胃カメラでは約２倍の胃がんが見つかっているわけです
ただし、だからといって胃カメラの方が2倍優れている、とは実は言えません
あっ、いたんですね
なんでだめっ
せっかく胃カメラ受けたのに・・・
なぜなら、それぞれの検査を受けた2つのグループが同じ条件とは限らないからです
胃カメラ 49万人
バリウム 678万人

たとえば、慢性胃炎が強い人が「自分は胃がんのリスクが高い。検診はバリウム検査ではなく、胃カメラを選択しよう」と考えるのは極めて自然です。

そういう人が胃カメラを受けたグループの中に多ければ、そもそものグループは胃がんのリスクが高い人たちで構成されているということになります。その結果、胃がんが見つかる可能性がバリウム検査のグループよりも、二倍高くなっているだけなのかもしれないのです。

では「早期」胃がんの発見率はどうでしょうか?

平成二五年度消化器がん検診全国集計によると、バリウム検査で発見したがんのうち七四・八％が早期がんでした。

一方、二〇一四年の人間ドック全国集計成績報告によれば、発見された胃がんのうち八一・四％が早期がんでした。

後者は人間ドックの集計なのでバリウム検査だけではなく胃カメラも含まれており、「胃カメラのほうが早期がんを見つけやすいから、割合が高くなっている」と考えるのが普通でしょう。

ただし厳密にはこれも分かりません。

もしかするとプラスのお金を払って人間ドックを受ける人たちのほうが、より健康に対する意識が高く、「きちんと毎年検査を受けているから早期がんの割合が高かった」だけなのかもしれないのです。

二つのグループを比べる時、グループの条件に「偏り(バイアス)」がないかどうか考えることはとても重要です。

バリウム検査と胃カメラ、どちらが有用か本気で白黒はっきりさせようとしたら、何万人〜何十万人の患者をランダムにバリウム検査と胃カメラに割り振って、結果を両者で比較するという、めまいがするほど大がかりな臨床試験が必要です(ここでいう「ランダム」というのは、たとえば全員にサイコロを振ってもらって、奇数はバリウム、偶数は胃カメラにするなど、割り振りをまったくの偶然に任せる、という意味です)。

これを現代の日本でやることは至難の業です。まず無理でしょう。

状況証拠的には胃カメラのほうが優れていると推測できるものの、結局「どちらが胃がんの発見率が高いかは、はっきり分からない」というほかないと思います。

胃カメラのほうが優れている意外な理由

しかし、そのようなあいまいな状況の中でも、私はやはり胃カメラのほうが明らかに優れていると思います。

理由は二つあります。

前述しましたが、一つ目の理由は、「バリウム検査で病変があった場合、後日胃カメラが必要になる（二度手間になる）」ということです。

これはなんてことのないように思えて、実はバリウム検査の致命的な弱点だと思います。

どういうことでしょうか？

九二ページのマンガの、下の部分にもう一度注目してください。

これを言いかえると、

「せっかくバリウム検査で引っかかったのに、三八・五％の人

もし要精密検査に引っ掛かった人が全員きちんと検査を受けていたら、８４７８人に胃がんが見つかると推計されています。

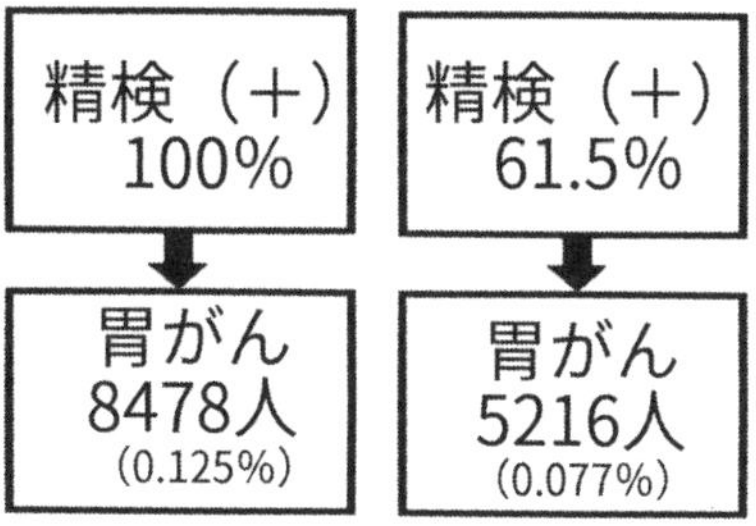

は精密検査を受けず、その結果、八四七八人－五二一六人＝三二六二人の胃がん患者が無治療のまま放置されている」

ということになるのです。

これは実に由々しき問題です。

精密検査を受けなかった理由は色々あると思います。

「めんどくさかった」

「うっかりしていた」

は容易に想像できますし、

「怖くなった」

というのもあるでしょう。

いずれにしても、そのような理由が入り込む余地を与えてしまったのは、「バリウム検査」→「精密検査（胃カメラ）」という時間的、心理的な段階を踏まなくてはいけない構造にあります。

段階があれば、そこでこぼれ落ちる人が必ず出てきます。ここがバリウム検査の致命的、宿命的な弱点の一つです。

胃カメラによる胃がん検診ではそれが起こりません。最初から精密検査になっており、一回で確定診断に至ることが多いので、受診者が思い悩んで道を踏み外す余地がほとんどないのです。

胃がん検診は食道がん検診を兼ねている

胃カメラのほうが明らかに優れていると思う二つ目の理由は、バリウム検査で食道を詳細に観察することは困難だということです。

バリウム検査では、食道にバリウムが流れる数秒の間に、パシャパシャッと数枚レントゲンを撮る、というのが一般的です。これでは早期の食道がんを発見することはほとんど期待できません。

胃カメラの場合は違います。泡やカスがあれば洗い流し、送気して食道を膨らませて、行きつ戻りつしながらじっくり観察し、特殊な光を当ててがんを鮮明に浮かび上がらせることもできます。

「あくまで胃がん検診の話なんだから、違う臓器である食道を理由にするのはおかしいのでは？」と思う人もいるかもしれません。

もっともな疑問ですが、これには理由があります。

食道は口と胃をつなぐ管状の臓器で、体の構造上、バリウム検査であっても胃カメラであっても、胃を観察する前に必ず食道を観察することになります。

つまり、**胃がん検診は事実上の食道がん検診も兼ねている**ことになります。

これはなんでもないことのように見えて、極めて重要なポイントです。

もし食道がんの頻度が極めて低ければ、胃がん検診は胃がんのことだけ考えて優劣を論じればいいでしょう。しかし、二〇一二年の食道がんのり患率は、とくに男性で高く、一〇万人あたり一六・九人で、六番目に多いがんになっています。そのため、胃がん検診において、食道がんのことを無視して考えることはできなくなっているのです。

結局、食道の詳細な観察ができる胃カメラのほうが、バリウム検査よりも優れていると言わざるをえません。

もちろん逆の見方をすると、食道がんのリスクが極めて低ければ、胃カメラに固執しなくてもいい、と言うこともできるでしょう。

いずれにしても、適正な胃がん対策について考えるには、下準備として食道がんについても明らかにする必要があります。

次章では、食道がんについて解説していきます。

第3章
食道がんで助かる人、助からない人

食道の役割は？

食道は口と胃を結ぶ、円筒形の臓器です。

食道は粘液を分泌して、ゴックンと飲み込まれた食事をスムーズに胃に送り込む役割があるだけで、実は食べたものの消化・吸収にはほとんど関わっていません。ではなぜ食道という臓器が必要なのでしょうか？

胃や小腸、大腸といった大部分の消化管は腹腔（お腹の中）に収納されていますが、食道は胸腔（胸の中）にあります。胸腔にはほかにも心臓や肺、太い血管といった生命維持に欠かせない重要臓器がたくさんあり、スペースの余裕はありません。そのため食道には、口と腹腔をつなぐ「廊下」の役割があるのです。

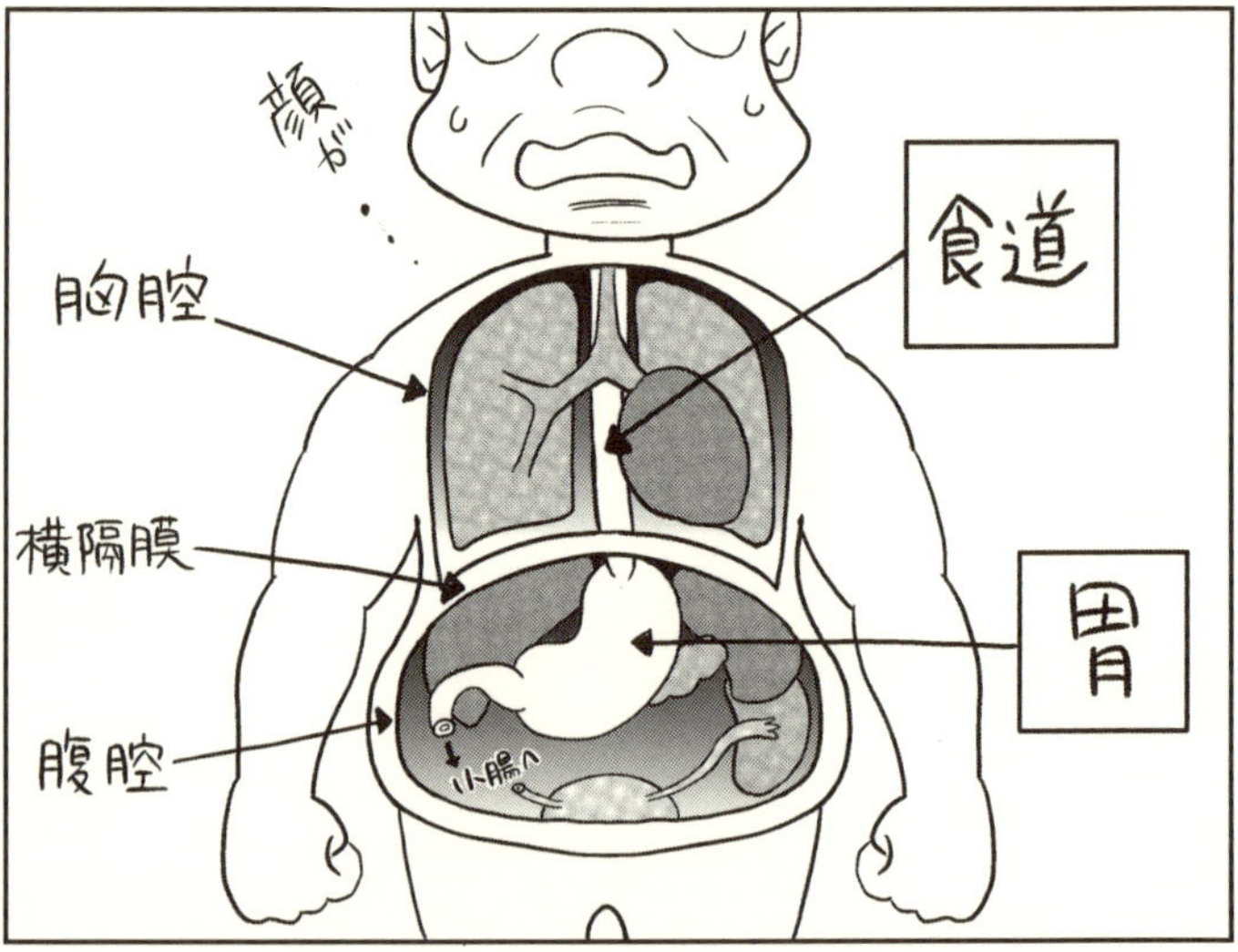

食道がんの手術は大がかり

しかし食道が胸腔にあるという事実が、食道がんの手術をする場合に、リスクを大幅に上げる原因となっています。

たとえば胃がんや大腸がんの手術をする場合、開腹であっても腹腔鏡であっても腹腔の中だけですべての手術操作が行えます。しかし食道がんの場合は手術がより複雑です。まず胸腔にある食道を切除して取り出し、次に無くなった食道のスペースに、腹腔にある胃を胸腔まで持ち上げてきて食道の代わりをさせます。この**一連の処置を行うために、場合によっては頸部、胸腔、腹腔の三カ所を開ける必要がある**のです。

手術範囲が広くなればなるほど時間がかかりますし、手術に伴うリスクも増加します。また術後に感染を起こした場合には、心臓や肺など重要臓器が近くにあるため重篤になりやすいのです。

食道がんも内視鏡的に治療できる早期に見つかることが望ましいのはもちろんですが、手術になった場合の体への負担を考えると、早期発見の必要性は胃がんや大腸がんよりも更に切実といえるでしょう。

なぜ今、食道がんに注目するのか

食道がんの患者数は、男性六位、女性一八位と報告されています（がん情報サービスより）。圧倒的に男性に多いがんだということが分かります。

食道がんの死亡数は男女合わせて一万一五七六人と報告されており、胃がんの死亡数四万七九〇三人と比べると、だいたい四分の一弱ということになります（平成二六年度死因簡単分類別にみた性別死亡数より）。

本書の趣旨は、より多くの人に有益であるように「患者数の多い」、「治る」がんを取り上げるということでした。食道がんは患者数、死亡数から言えばむしろ少ないほうですが、胃がん検診について議論するために取り上げる必要があるということは前章の最後で述べました。

さらに、私は以下の理由からも食道がんに注目する必要性があると考えています。

①　やはり「治る」がんである

②　一次予防の重要性が極めて高い

③　患者数が増加する可能性が高い

とくに②、③は非常に大事なポイントといえるでしょう。

食道がんは本当に「治る」がんなのか？

まずは①、「治る」がんであることの検証です。

今まで「食道がんは治療が難しくて治りにくい病気」と言われてきました。それはある程度正しい認識です。本章の冒頭でも、食道がん手術は体の負担が大きいと説明しました。

そんな食道がんを、本当に「治る」がんと呼んでいいのでしょうか？

第1章で述べた通り、国立がん研究センターが発表しているステージⅠ期の五年生存率は、胃がん、大腸がんともに九五％を超える非常に高いものでした。

では食道がんはどうかというと、実は八五・四％に留まっています。ことさらに低いともいえない数値だとは思いますが、胃がんや大腸がんに比べるとやや見劣りしてしまうかもしれません。これでは「治る」がんというには不十分じゃないかと思われる方も多いでしょう。たしかにこの数値だけを見ればそうかもしれません。しかしそれでも食道がんが「治る」がんなのだと私が主張するのには理由があります。

ステージはⅠからではない

がんのステージ分類はⅠから始まってⅣで終わると誤解されがちですが、実は0期から始まるものが大多数です。

食道がんの場合も、粘膜の中でも粘膜上皮という、ごく表面にとどまる場合は0期に分類するのが国際的なルールになっています。この0期のデータが入っていないので、Ⅰ期のデータである八五・四％だけを見ると、食道がんの五年生存率が比較的低めになっていると感じるのです。

なぜ0期のデータが入っていないのでしょうか？

それにはさまざまな理由があると思います。

早期の腫瘍の場合、「がんのギリギリ一歩手前の良性腫瘍なのか、それを一歩越えたばかりのごく早期のがんなのか」という判断は、専門の医師の中でも意見が分かれることがあります。とくに、胃がんなどは日本と欧米で診断基準すら違います。0期というのはそのような判断の難しいグレイゾーンのデータなので、あえて入れてないのかもしれません。

また、このデータは二〇〇四年から二〇〇七年の間に診断されたがんをもとにしていますが、一般論として、その当時に0期の食道がんを見つけるということは、内視鏡専門医でもなかなか難しいことでした。

がんというのは大きく盛り上がっていたりへこんだりして形態上の特徴が明らかであれば診断しやすいのですが、早期の食道がんの場合はそうではなく、「よくよく見ると周囲の正常粘膜と比べて色調が少し違う程度」ということが多々あります。このため、よほど注意深く観察しないと0期の食道がんは見つからなかったのです。

進化する食道がん診断

早期の食道がんを見つけるための工夫として、以前はヨード液を食道に散布して観察するという方法を用いていました。正常粘膜と食道がんのヨード液に対する染まり方の違いを利用して診断する方法です。

今でもこの方法は有用なのですが、ヨード液は刺激の強い液体で、食道に散布すると強い胸やけが生じることがあります。そのため患者さんからの苦情も多いですし、散布にも手間がかかるので、あるかどうかわからない食道がんのチェックのために、ルーティンとして全員に行うというわけにはいきませんでした。

しかし**NBI（Narrow Band Imaging）というう画期的なシステムが開発されてから状況が劇的に変わりました。**

原理の詳細な説明は避けますが、内視鏡の先端から特殊な光を食道に当てることにより、がんの部分だけ色調を変えて目立たせることができるのです。

内視鏡についているボタンを一つ押すだけで、通常の観察よりも**飛躍的に多くの早期食道がんを見つけることができる**ようになりました(14)。

現在ではNBI以外にもさまざまな光学的な技術が開発され、それぞれが早期食道がんの発見に貢献しています。最終判断のためには依然としてヨード液を撒《ま》く必要性がありますが、患者さん全員に何の苦痛も与えずに食道がんのチェックができるというメリットは非常に大きいのです。

NBIが導入され、0期で発見される食道がんが増えれば、当然完治が増え、その分I～Ⅳ

期の食道がんが減るはずです。そしてその結果、食道がんの全体的な五年生存率は改善されていくでしょう。

以上の理由から、私は食道がんも「治る」がんだと考えますし、今後の死亡率の減少を強く期待しています。

男性というだけで要注意!?

著名な方が食道がんにり患したというニュースを、時々目にすることがあります。どんな方がいるでしょうか？　たとえば、

漫画家の赤塚不二夫さん
落語家の立川談志さん
指揮者の小澤征爾さん
歌手の桑田佳祐さん
歌舞伎役者の中村勘三郎さん

この方たちは全員男性です。

みなさんの周囲にも食道がんにかかったという方がいるかもしれませんが、男性のほうが多いのではないかと思います。食道がんの患者数は、男性が女性よりも五倍以上多いと報告されています（がん情報サービスより）。

男性であること自体が食道がんのリスク因子なのでしょうか？

その可能性もありますが、実は男性に多い生活習慣が食道がんのリスク因子になっているので、結果的に食道がんが男性に多くなってしまっているのです。

では男性に多い食道がんのリスク因子は何なのかというと、「アルコール」と「タバコ」のツートップです。

もちろん女性で「アルコール」と「タバコ」の両方をたしなむという人も決して珍しくありませんが、やはり絶対数で言えば男性に比べて少ないでしょう。

この二つはそれぞれが独立したリスク因子ですが、両方重なっている場合にはさらに発がんのリスクが増します。その相乗作用の強さは、がんの中でも際立っています。

やっぱりアルコールは有害なのか？

「アルコール」は「タバコ」と並んで、生活習慣の中でもとくに影響力の強いリスク因子です。

アルコールも肝臓がんとの関係だけがクローズアップされていて肝臓がんにしか影響しないと誤解されがちですが、適量を超えて飲酒すると、

「口腔がん」
「咽頭がん」
「喉頭がん」
「食道がん」
「大腸がん」
「肝臓がん」
「乳がん」

の計七種類のがんのリスクを高めることが分かっています。

今の七種類のがんの中に、「胃がん」が含まれていないことに気づきましたか？

実は、アルコールが胃がんのリスクを上げるという確証は今のところ得られていません。少し意外な気もします。ただし、飲酒するとアルコールが流れていく「口腔」、「咽頭」、「食道」「大腸」など消化管のがんのリスクが軒並み上がっているので、消化管の一部である「胃」も、まったく影響を受けないと考えるほうが不自然かもしれません。

いずれにしても、食道がんを含め、その他のがんの一次予防としてアルコールはとても重要なので、飲酒は適量にとどめることが大事だと思います。

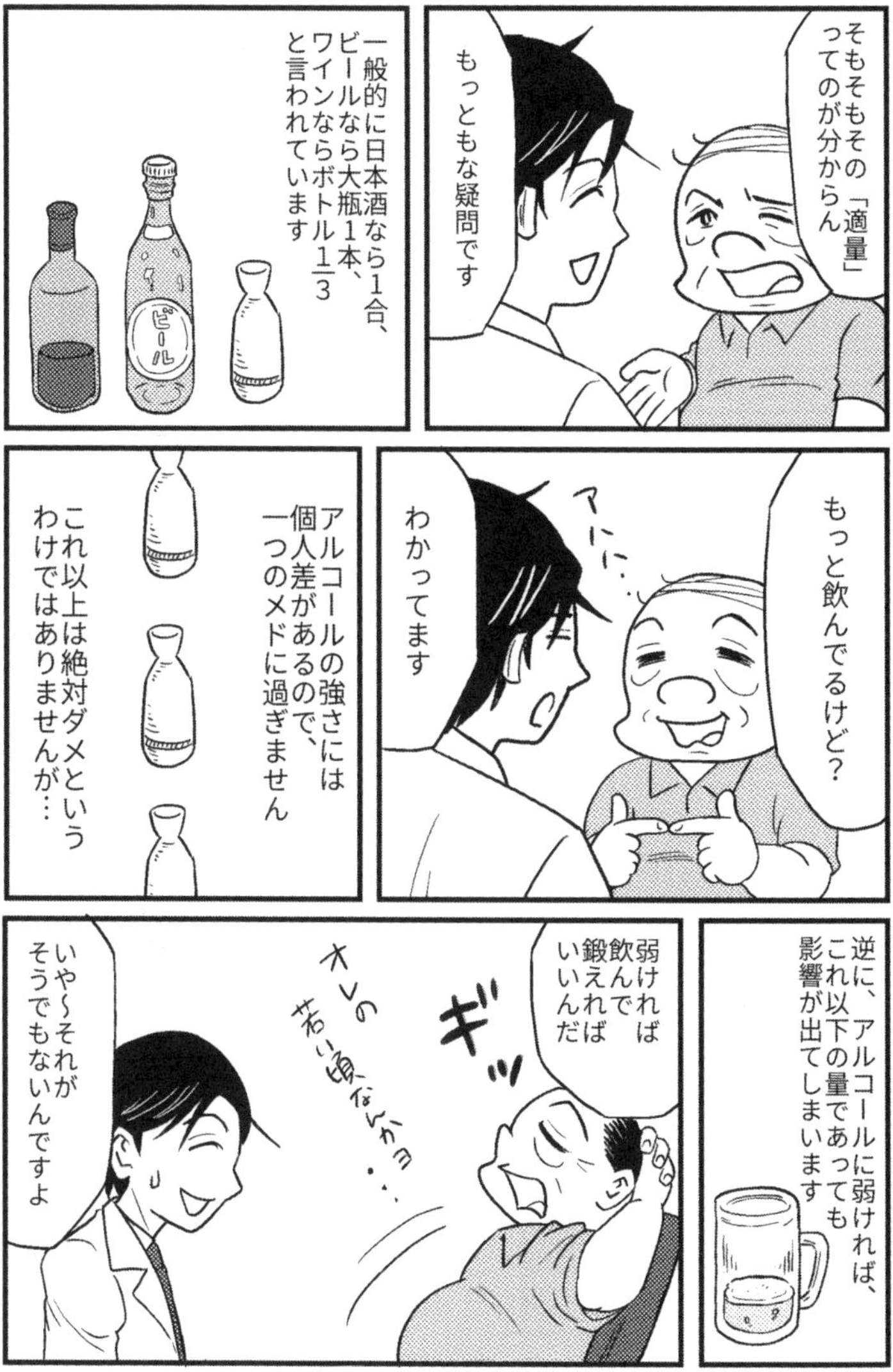
そもそもその「適量」ってのが分からん
もっともな疑問です
一般的に日本酒なら1合、ビールなら大瓶1本、ワインならボトル1/3と言われています
ビール
もっと飲んでるけど？
アハハ…
わかってます
アルコールの強さには個人差があるので、一つのメドに過ぎません
これ以上は絶対ダメというわけではありませんが…
逆に、アルコールに弱ければ、これ以下の量であっても影響が出てしまいます
弱ければ飲んで鍛えればいいんだ
ギッ
オレの若い頃なんかヨ・・・
いや～それがそうでもないんですよ

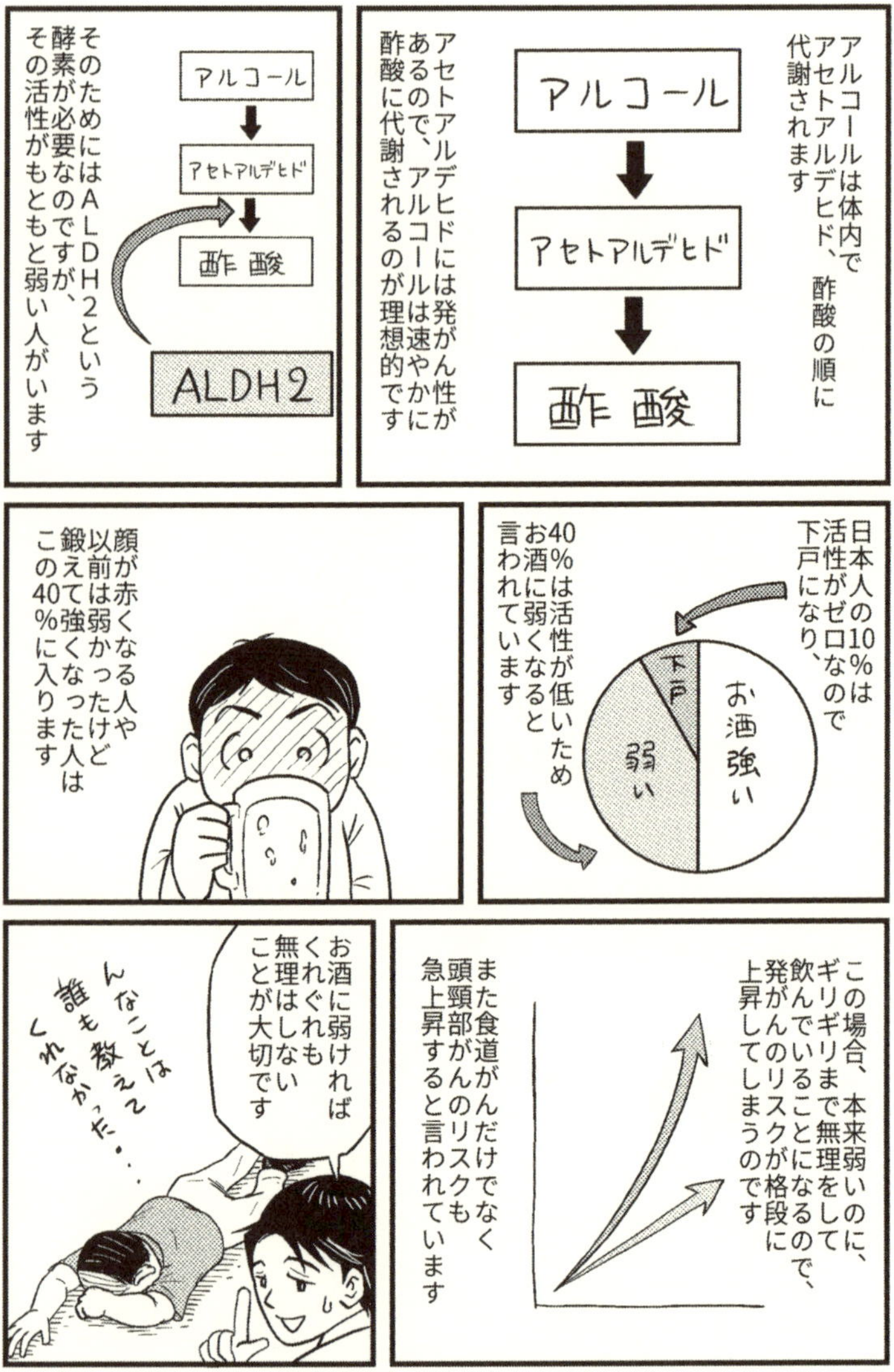
アルコールは体内で
アセトアルデヒド、酢酸の順に
代謝されます
アルコール
アセトアルデヒド
酢酸
アセトアルデヒドには発がん性が
あるので、アルコールは速やかに
酢酸に代謝されるのが理想的です
アルコール
アセトアルデヒド
酢酸
ALDH2
そのためにはALDH2という
酵素が必要なのですが、
その活性がもともと弱い人がいます
日本人の10％は
活性がゼロなので
下戸になり、
40％は活性が低いため
お酒に弱くなると
言われています
お酒強い
弱い
下戸
顔が赤くなる人や
以前は弱かったけど
鍛えて強くなった人は
この40％に入ります
この場合、本来弱いのに、
ギリギリまで無理をして
飲んでいることになるので、
発がんのリスクが格段に
上昇してしまうのです
また食道がんだけでなく
頭頸部がんのリスクも
急上昇すると言われています
お酒に弱ければ
くれぐれも
無理はしない
ことが大切です
んなことは
誰も教えて
くれなかった・・・

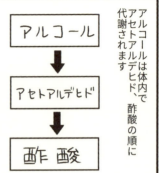

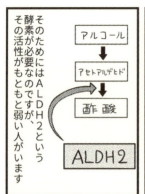

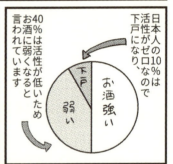

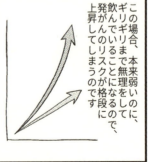

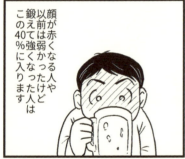

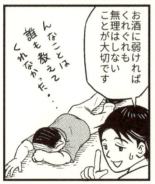

「アルコール」×「タバコ」の破壊力

「アルコール」と「タバコ」の二つが食道がんのリスク因子であることは多数の報告があり確実です。そして特筆すべきはそのリスクの大きさです。アルコールもタバコもたしなまない人に比べると発がんのリスクは、アルコール四・六倍、タバコ二・六倍[16]、アルコール五・五倍、タバコ三・一倍[17]、など、おおむねアルコール多飲者で五倍前後、喫煙者で三倍前後と報告されています。

これだけでも十分突出したリスク因子と言えますが、両方が重なると更にリスクが跳ね上がります。報告によってばらつきがあるものの、男性で一七・〇倍(量が多い場合は五〇倍以上)、女性で七・三倍[18]、男女合わせて三〇倍[19]などの結果が出ています。

また、四万二四〇八人を経過観察したところ一九六人が食道がんで亡くなり、その中でアルコールもタバコもやらない人は七人(三・六%)しかいませんでした[20]。

アルコールの量、タバコの本数が増えれば増えるほど急激にリスクが上昇することが分かっていますので、心当たりがある方はくれぐれもご注意ください。

禁煙一〇年でリスク半減

食道がんをどれだけ早期に見つけることができるかというのは、術者の技量や胃カメラの性能に負うところも大きいかもしれませんが、それでもやはり理論的には「治る」がんです。

また食道がんは、数あるがんの中でも生活習慣の影響が極めて大きいがんです。そしてそれは、裏を返せば一次予防の効果が非常に高いがんであるということです。

食道がんリスクを禁煙一〇年で五〇%、禁酒一〇年で四〇%減らせることが分かっています。(21)

一次予防によって食道がんになるリスク自体を減らすことができるのですから、それも「治る」がんと呼ぶための重要な資質の一つと言えるでしょう。

意外と怖い逆流性食道炎

第2章でも取り上げましたが、「逆流性食道炎」は、胃から分泌される胃液が食道に逆流することによって生じます。

胃液は胃の中に入ってきた食べものと混ざり合い、消化を助けながら十二指腸のほうに流れていきます。本来、胃液は胃より奥の臓器のほうにしか流れないはずなのですが、さまざまな理由で食道のほうに逆流することによって、主に下部食道(胃に近い部分)に炎症を起こしてしまうのです。

症状としては、酸っぱい胃液が上がってくる感じ、胸やけ、胸痛、ゲップ、食欲低下などがあげられます。また逆流した胃液が気管のほうに入ることにより、慢性的にせきが出たり、喘息のような症状が出たりするケースもかなりあります。せきや喘息などの症状があると呼吸器(肺や気管支)に問題があると考えがちですが、原因のはっきりしない呼吸器症状が続く場合は、逆流性食道炎の可能性を考慮する必要があります。

逆流性食道炎が引き起こす症状は多岐にわたり、時に重症になりえるので、ＱＯＬ(生活の質)を著しく落としてしまうことがあります。

逆流性食道炎から発がんする！

そして逆流性食道炎が何より問題なのは、第2章で前述したとおり、食道がんのリスクになるということです[22]。

慢性的に炎症が続いている場所では発がんのリスクが上昇してしまいます。これは、ピロリ菌による胃炎から胃がんが生じることとまったく同じです。

欧米では、逆流性食道炎から発症する食道がんが増えていることが深刻な社会問題になっています。

逆流性食道炎が強く関与していると考えられているのは、食道がんの中でも「腺がん」というタイプであり、実際に欧米では食道がんの五〇％以上が「腺がん」です[23]。

では日本の場合はどうかというと、食道がんの大部分（九〇・八％）が「扁平上皮《へんぺいじょうひ》がん」という別のタイプで占められており、「腺がん」は食道がんの三・九％にすぎません[24]。

この結果から、現状では日本の食道がんにおける逆流性食道炎の関与はまだ少ないと考えられています。しかしまだ安心はできません。食生活の欧米化に伴って、近年日本でも逆流性食道炎の方が非常に増えています。今後、食道がんのうち腺がんが増えてこないかどうか、注意深く見守っていく必要があるのです。

逆流性食道炎を予防するためには

逆流性食道炎になる原因はいくつかあります。

暴飲暴食すれば胃の内圧が高まって内容物が逆流してきますし、過度の肥満があると内臓脂肪によって胃が圧迫されてやはり内容物が逆流します。

本来、胃と食道のつなぎ目は、下部食道括約筋という筋肉で閉まるようになっていますが、その圧力を下げて胃液を逆流しやすくさせてしまう要素がいくつかあります。たとえば脂肪の多い食事、チョコレートやコーヒーなどカフェインを含むもの、タバコも圧力を下げるといわれています。もちろん、食べてはいけないということではありませんが、これを食べると胸やけが起こりやすいなど心当たりがある場合は、量を控えたほうがいいでしょう。

また、とくに注意していただきたいのは夜遅い時間の食事です。食事をしてからすぐ横になって寝てしまうと、逆流を防ぐ方向に働く重力の影響がなくなって、胃の内容物が食道に逆流しやすくなってしまうのです。

胃液の分泌は一日のうちでも就寝中の夜間に最も活発になりますので、夜遅い食事がそれをさらに増強させてしまうのです。少なくとも食後三時間はあけてから就寝するようにしてください。

食道がんはどうやって見つかるのか?

では、食道がんを見つけるための検査は何を受ければいいでしょうか。

食道のチェックに特化した検査というのはほとんどなく、前述したとおり、胃がん検診で胃のチェックと同時に食道のチェックをしています。つまりバリウム検査と胃カメラです。

以前から「胃がん検診をピロリ菌や胃炎に関わる採血項目で代用する」という考え方があり、一部の市区町村では導入されつつあります。

それはそれで理にかなっている部分もあるのですが、その場合は食道のチェックはまったく行われないことになります。胃がん検診が食道がん検診を兼ねている現状を考えると、やはり胃がん検診はバリウム検査や胃カメラなどの画像検査を続けたほうがいいのです。

胃がんと同様に食道がんも早期の場合は無症状です。報告によると、早期の食道がんの場合、五六・九%の方が無症状でした[25]。

また、**胸がつかえる、胸が痛いなど何らかの症状がある場合は、その八五・八%がすでに進行した食道がん**でした。

やはり、症状が出てからでは遅いのです。無症状の段階からの積極的なチェックが重要であることが分かります。

そして、食道がんを早期に発見するためには、バリウム検査よりも胃カメラのほうが優れています。

もともと早期の食道がんは非常に見つけにくく、NBIなど光学的な技術にサポートしてもらってなんとか見つけているというのが現状です。「バリウムが食道をサッと流れた時に数枚レントゲンを撮る」というバリウム検査では、やはり不十分なのです。

実際に、早期の食道がんの八五・〇%が胃カメラで見つかっており、バリウム検査で見つかっているのは一一・二％に過ぎません[25]。

本章の冒頭でも述べた通り、食道がんの手術は体への負担が大きいので、内視鏡で治療できるような早期がんの段階で発見する必要性が、胃がんや大腸がんよりもずっと切実です。

バリウム検査が有用ではないということでは決してありませんが、とくにアルコール過飲や、タバコ、逆流性食道炎など食道がんのリスク因子がある方は、バリウム検査より胃カメラを優先したほうが安全でしょう。

ほかのがんを合併しやすい！

食道がんにはもう一つ重要な注意点があります。

それは**食道がんができた場合、ほかの臓器のがんを合併する可能性が非常に高い**ということです。これは食道がんがほかの臓器に転移しているということではなく、まったく別のがんが生じるということです。

報告によると、**全食道がんの一八・九%に重複がんを認め、とくに一・四%は三つ以上のがんが重複していた**とのことです[25]！

驚くべき数字だと思います。重複がんの種類として頻度の高いものは、胃がん(三六・三%)、咽頭がん(一三・四%)、大腸がん(一二・一%)、肺がん(六・五%)などが報告されています。

なぜ合併しやすいのかは明らかではありませんが、食道がんとそのほかの臓器のがんが、タバコとアルコールという影響力の強いリスク因子を共通点として持っているからだと思います。

つまり、タバコやアルコールが一方では食道がんを発症させ、また一方ではそのほかの臓器のがんを発症させ、結果として両者が合併することが多い、ということなのだと思います。

ほかの臓器のがんは食道がんと同時にできているかもしれませんし、将来的にできるのかもしれません。

万が一、食道がんと診断された場合は、そのほかの臓器にもがんがないかどうかを慎重にチェックし続ける必要があるのです。

第4章

大腸がんで助かる人、助からない人

大腸の役割は？

大腸は全長が一・五〜二メートルの管状の臓器です。それが正面から見ると「？（クエスチョンマーク）」の点の部分を抜いたような形に折れ曲がってお腹の中に収納されています。大腸は、大部分を占める「結腸」と、肛門から入ってすぐの部分の「直腸」からなっています。

大腸が持つ役割は、食物繊維の分解や発酵、水分の吸収をすることと、消化・吸収された食べものの残りを便としてため、排泄することです。

大腸がんの患者数は男女合計で一位と、最も多いがんになっています（がん情報サービスより）。

そして平成二六年の大腸がんの死亡数は男女合わせて四万八四八五人で、肺がんに次いで二位と報告されています。

死亡数はずっと肺がん、胃がん、大腸がんの順だったのですが、ピロリ菌の減少で胃がんが減り、その一方大腸がんが増えたことにより、近年逆転したのです。

胃がんと共に、「治る」がんである大腸がんの死亡数を減らすことは喫緊の課題です。**もし胃**

がんと大腸がんがきちんと治れば、年間約一〇万人の命が救えるのです。これはとんでもないことです。そして、正しい医学知識を普及させて来られなかった、医療と行政、メディアの罪深さも物語っています。

大腸を手術したらどうなるのか？

大腸がんの治療として大腸の外科的切除をおこなう場合、多発していたり、特殊な腸炎があったりしない限り、大腸の一部のみを切除して断端同士をつなげるという方法が選択されます（一一ページ、図3参照）。術後も長い大腸の多くの部分が温存されますので、切除によって失われる消化・吸収機能は限定的です。

ただし、もちろん手術にはそれに伴うさまざまな合併症のリスクがありますし、とくに直腸がんの場合には、手術後に人工肛門になる可能性があります。

平成二五年度消化器がん検診全国集計によると、健診で見つかった大腸がんの三・二％に人工肛門の造設がおこなわれています。

人工肛門を造設すると、肉体的・精神的に多大なストレスにさらされることになるので、Q

ＯＬ（生活の質）が著しく下がってしまいます。

腹腔鏡の発達など、外科手術の安全性も年々高まってはいますが、やはり内視鏡で治療できる早期の段階で病気が見つかるのがベストなのです。

がんとポリープはどう違うのか？

大腸がんの発生には、大きく分けて二つの経路があるといわれています。

一つは正常の粘膜から直接大腸がんが発生する場合。

もう一つは、まず「腺腫」というポリープ（以下、ポリープ）」ができて、時間の経過とともに遺伝子の異常が蓄積し、最終的にがん化する場合です[26]。

そしてこの二つの経路のうち、おそらく後者、ポリープから大腸がんになる方が多いだろうと考えられています[27]。

「がんとポリープはまったく関連がなく、ポリープは心配がない病気」と誤解している方もいますが、そうではありません。 たしかにポリープはがんではありませんが、がんに進展する可能性のある「前がん病変」なのです。

すべてのポリープが必ずがん化するというわけではないのですが、どのポリープががん化するかを事前に予測することは困難なので、「可能性が高いものはすべて切除する」というのが一般的な治療方針です。

たとえばアメリカでおこなわれた全米規模のポリープ研究「National Polyp Study」では、ポリープをすべて切除することによって、大腸がんの患者数が七六〜九〇％も減少したと報告されています(28)。

これは驚くべき数字です。

そして例外的に大きなポリープでなければ、ほとんどのポリープは内視鏡だけで治療することが可能です。手術のようにお腹を開けるわけではないので、体に対する負担もごくわずかです。

大腸がんのリスクを高めるもの

大腸がんのリスクを高める生活習慣には何があるのでしょうか。

国際がん研究機構ＩＡＲＣや国立がんセンターの発表によると、

「アルコール」

「タバコ」

「肥満（ＢＭＩ二五以上）」があげられています。

また、その他に
「加齢[29]」

「大腸がんの家族歴[30]」

「胆のう摘出[31]」もほぼ確実といわれています。


家族歴というのは、両親や祖父母など家族の中で大腸がんを患った方がいるということです。

ただし、家族歴と加齢については、おそらくほとんどすべてのがんで何らかの関連があるでしょうから、大腸がんだけが特別という訳ではないでしょう。

「胆のう摘出」というのは、胆石や胆のうがんが原因で外科的に胆のうを切除した方、ということです。

「加齢」、「大腸がんの家族歴」、「胆のう摘出」に関しては確実なのかもしれませんが、自分でコントロールして避けられるものでもありません。自分がそれらに当てはまったとしても、必要以上に深刻にならず、一般の人よりも少しだけ大腸がんに対する留意が必要というぐらいのスタンスでよいと思います。

むしろ大事なことは、コントロール可能なリスク因子である、「アルコール」、「タバコ」、「肥満(BMI二五以上)」への注意でしょう。

肥満度は簡単に数値化できる

さて、アルコールとタバコについては前述したので、残るリスク因子は「肥満(BMI二五以上)」になります。

BMIというあまり聞きなれない言葉が出てきましたので、ここでその概念について説明します。

BMIというのはBody Mass Indexの頭文字をとったもので、身長と体重のバランスを見る指標になります。体重を、身長(メートル換算)の二乗で割ることによって算出します。

たとえば身長一七〇センチ(一・七メートル)、六五キロの方の場合、

$BMI = 65 \div 1.7^2 = 22.5$

となります。

二二が理想といわれており、数値が大きくなればなるほど肥満、その逆がやせ、ということになります。

大腸がんではBMI二五以上の肥満がリスク因子となっています。二五というのは一七〇センチの方だと、七二・二五キロ以上となります。

大腸がんの他にも、肥満は食道がん、腎がん、子宮体がん、閉経後乳がんのリスクになるといわれています。またがん以外にも高血圧や糖尿病、関節痛などあらゆる病気と関連していきます。万病のもとと言ってても過言ではないので、くれぐれもご注意ください。

便潜血検査の実力は?

次に二次予防です。大腸がんやポリープを発見するためにはどんな検査があるでしょうか？

現在、健診や人間ドックで大腸がん検診としてまずおこなわれるのは便潜血検査です。


これは、便の一部を容器に入れて提出し、便の中に血液が混じっていないかどうかをチェックするという検査です。何も問題がない正常な大腸粘膜から出血することはあまりないことですが、大腸がんやポリープなどの病変があれば、便が通過するときに擦れて出血する可能性があります。それが起きていないかどうかをチェックする、というのが基本的な考え方です。


この検査のメリットは、とにかくかんたんということにつきます。

生理的に排泄される便を使うので、採血のように採血針を刺す痛みすらありません。

患者さんにとってかんたんで、負担がなく、医療施設にとってもマンパワーを必要としない。

第一段階のスクリーニング検査としては文句ありません。


ただし、大腸がんやポリープ自体ではなく、その結果起こるかもしれない出血の有無をチェックするという、あくまで間接的な検査に過ぎません。そのため、診断能力は決して高いとは言えないので注意が必要です。

初期の報告では便潜血検査を毎年行うことによって、大腸がんの死亡率を三三％下げたといわれています。(32)

これは臨床医学の世界では最高峰の雑誌に乗った有名な論文です。大腸がんに対する便潜血検査の有用性を証明し、世界中で大腸がん検診として便潜血検査が行われるきっかけになりました。

しかし下げたのは三三％です。残念ながら一〇〇％ではありません。

なぜかというと、大腸がんなどの病変があっても、たまたま血液が混じらなかったため検出できなかった、ということが十分にありえるからです。そして、六七％の大腸がんは救命できていないのです。これは一九九三年の報告なので、さすがに今の便潜血検査の能力はもっと上がっていますが、それでも決して完全ではありません。報告によってばらつきがありますが、**大腸がんを一回の便潜血検査で指摘できる可能性は三〇～五六％、二～三回くりかえして八四％といわれています。**(33-35) 一回では不十分なのは明らかで、大腸がん検診では二回分の便を提出することが推奨されています。

回数を多くすることによって検出もれをなくすというのが便潜血検査の基本姿勢です。これは、便潜血検査は時々受けるのでは効果が少ない、ということを意味しています。

たとえばある年に検査を受けて、本当はがんがあるのにたまたま陰性になったとします。数年後にまた受けてやっと陽性になったとしても、発見までにかなりの時間が経過してしまっています。もしも進行がんで転移を起こしていれば、検査を受けた恩恵はほとんどありません。

診断能力が不十分であったとしても、もしくは不十分であるからこそ、**便潜血検査は頻繁に受けて初めて意味がある**ということに留意が必要です。

そして、それはあくまで最低限の意味がある、ということです。なぜなら死亡率を下げればそれでいいというわけではありません。外科手術が必要になれば人工肛門造設など、さまざまなマイナス面の可能性があるということは前述しました。

結局、内視鏡で治療できる早期の段階、つまりまだ大腸がんになっていないポリープの段階で病気を見つけるのがベストなのです。

ポリープは便潜血検査で見つかるのか？

ではポリープがあったら便潜血検査は陽性になるのでしょうか？

これも報告によってばらつきがありますが、便潜血陽性になったのは、ポリープ全体の一一～一八％と報告されています[36]。極めて低い数字です。

また、下の図は私の集計したデータです。二回の便潜血検査をおこない、陽性になった四七人のうち二二人（約四七％）、陰性になった三八三人のうち九五人（約二五％）にポリープがありました。

つまり、陽性のほうが、陰性よりもポリープがある人の割合が多いのは確かなのですが、ポリープの約八一％（一一七人のうち九五人）は陰性であり、検査に引っかかっていないのです。

とくに、切除が推奨されている六ミリ以上の大きいポリープも、約六八％が便潜血陰性でした（第五五回日本人間ドック学会にて発表）。

	便潜血 陽性	便潜血 陰性	合計
ポリープ あり	22 (9 (1-5㎜) 13 (6㎜以上))	95 (68 (1-5㎜) 27 (6㎜以上))	117 (77 (1-5㎜) 40 (6㎜以上))
ポリープ なし	25	288	313
合計	47	383	430

単位：人

ポリープの切除がもっともかんたんで有効な大腸がんの予防戦略であるのに、これでは十分な診断能力とはとてもいえません。

「痔があるから陽性」は早合点

ここで便潜血検査にまつわる医師と患者の誤解をまとめておきます。

ピロリ菌と同様に便潜血検査についても、患者と医師の両方に多くの深刻な誤解がまん延しています。そしてその誤解は、胃がん検診における誤解よりも深刻な事態を生じる可能性が高いのです。

①「陰性だから問題がない」という誤解

前述したように、大腸がんやポリープなどの病変があるのに陰性と出てしまい、治療すべき病変を見逃すケースは多々あります。

②「陽性になったのでもう一度便潜血検査をして確かめる」という誤解

これも実に多い誤解です。医師がすすめる場合すらあります。

便潜血検査は通常二回やります。これは、病変があっても陰性になってしまうケースをできる限り減らすための工夫です。当然、二回のうち一回でも陽性になれば「便潜血陽性」と診断されます。つまり、**陽性になった後にもう一度確認して陰性になったとしても、それは結局陽性と判断されるべきケース**なのです。一度陽性が出たという事実は、その後何回陰性になったとしても消えるわけではありません。

③「痔があるから陽性になっただけ」という誤解

こう思いたい心情はよく理解できます。便潜血陽性で私の外来に来られる方の三人に一人は、第一声がコレです。

実際に痔のせいで陽性になることもありますが、もちろん痔と病変の両方があってもまったくおかしくありません。自分は痔があるから陽性になっているだけなんだと早合点して精密検査を受けないでいると、実は大腸がんもあって、放置している間にどんどん進行してしまったということもありえるのです。

便潜血検査についての誤解が多いのは、診断能力が決して高くなく、結果の解釈が難しいからでしょう。

もちろん、やらないよりはやったほうがずっといいです。それは間違いありません。しかし、その限界についてもよく知っておかなくてはいけません。とくに、がん予防で大切なポリープの診断能力が低い点に十分な留意が必要です。

これは私見ですが、**現状のさまざまながん検診の中で、大腸がん検診が一番大きな落とし穴になっている**と思います。

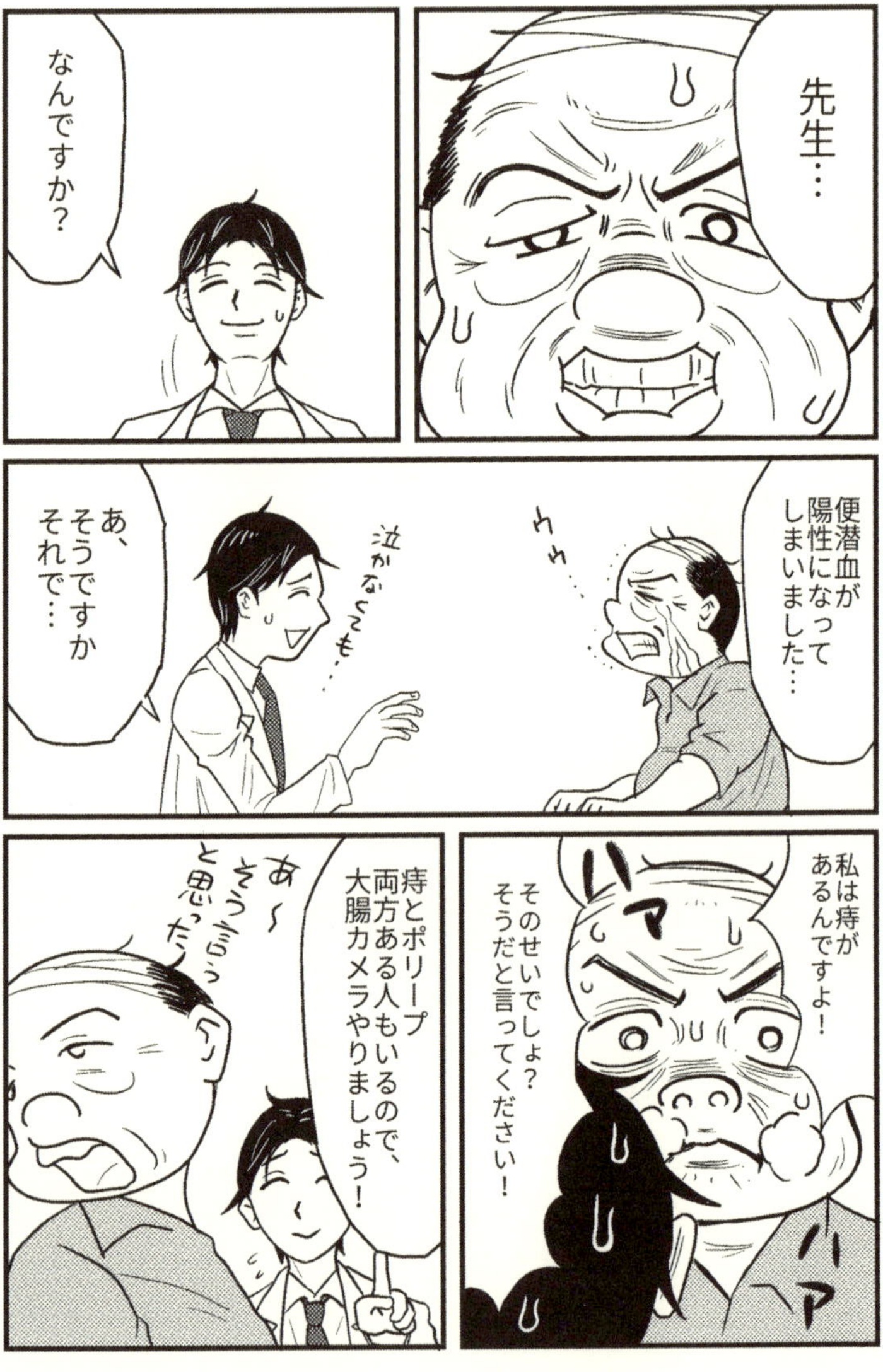
先生・・・
なんですか？
便潜血が陽性になってしまいました・・・
ウウ・・・
泣かなくても・・・
あ、そうですかそれで・・・
私は痔があるんですよ！
そのせいでしょ？そうだと言ってください！
ハア
ハア
痔とポリープ両方ある人もいるので、大腸カメラやりましょう！
あ〜そう言うと思った

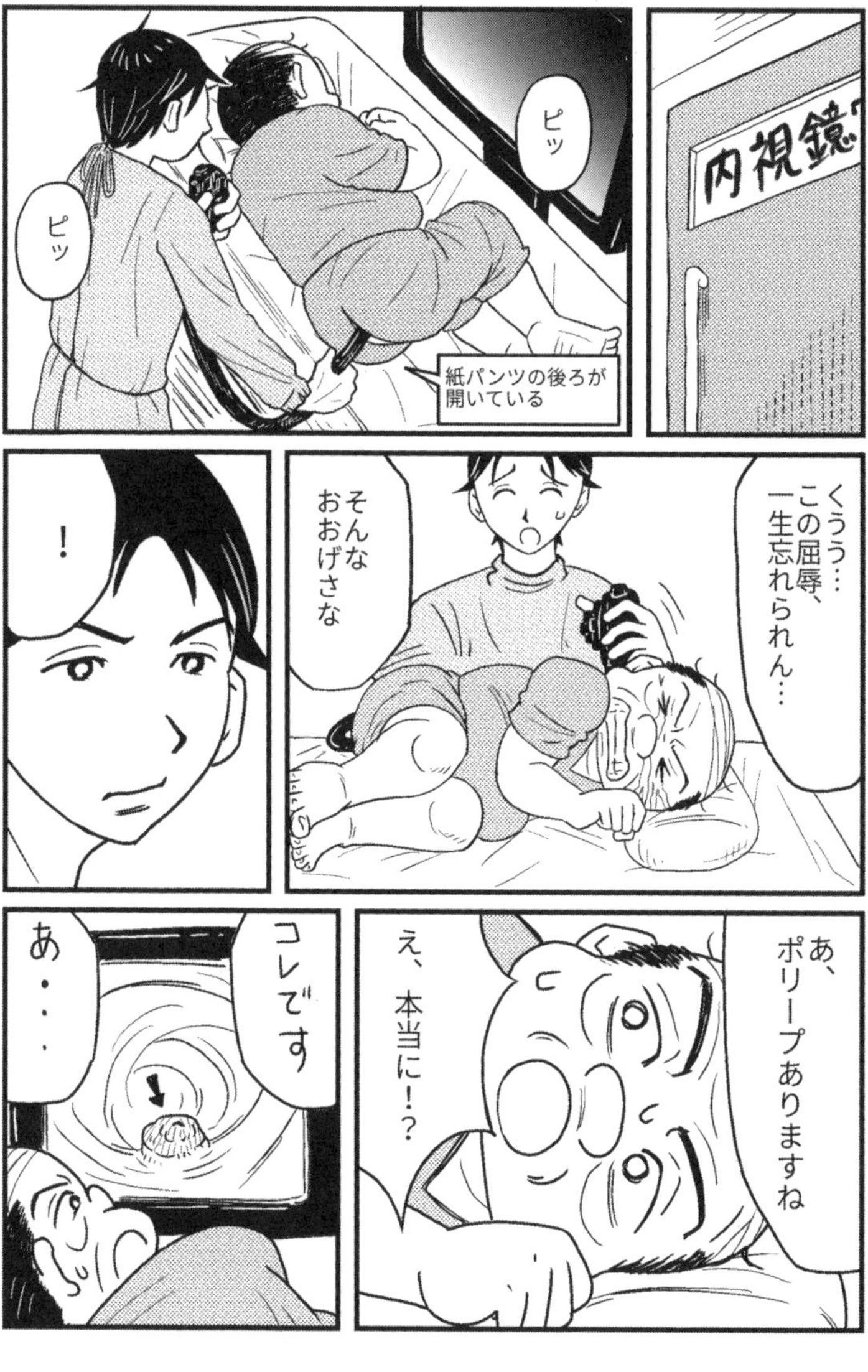
内視鏡
ピッ
ピッ
紙パンツの後ろが開いている
くうう…この屈辱、一生忘れられん…
そんなおおげさな
！
あ、ポリープありますね
え、本当に！？
コレです
あ・・・

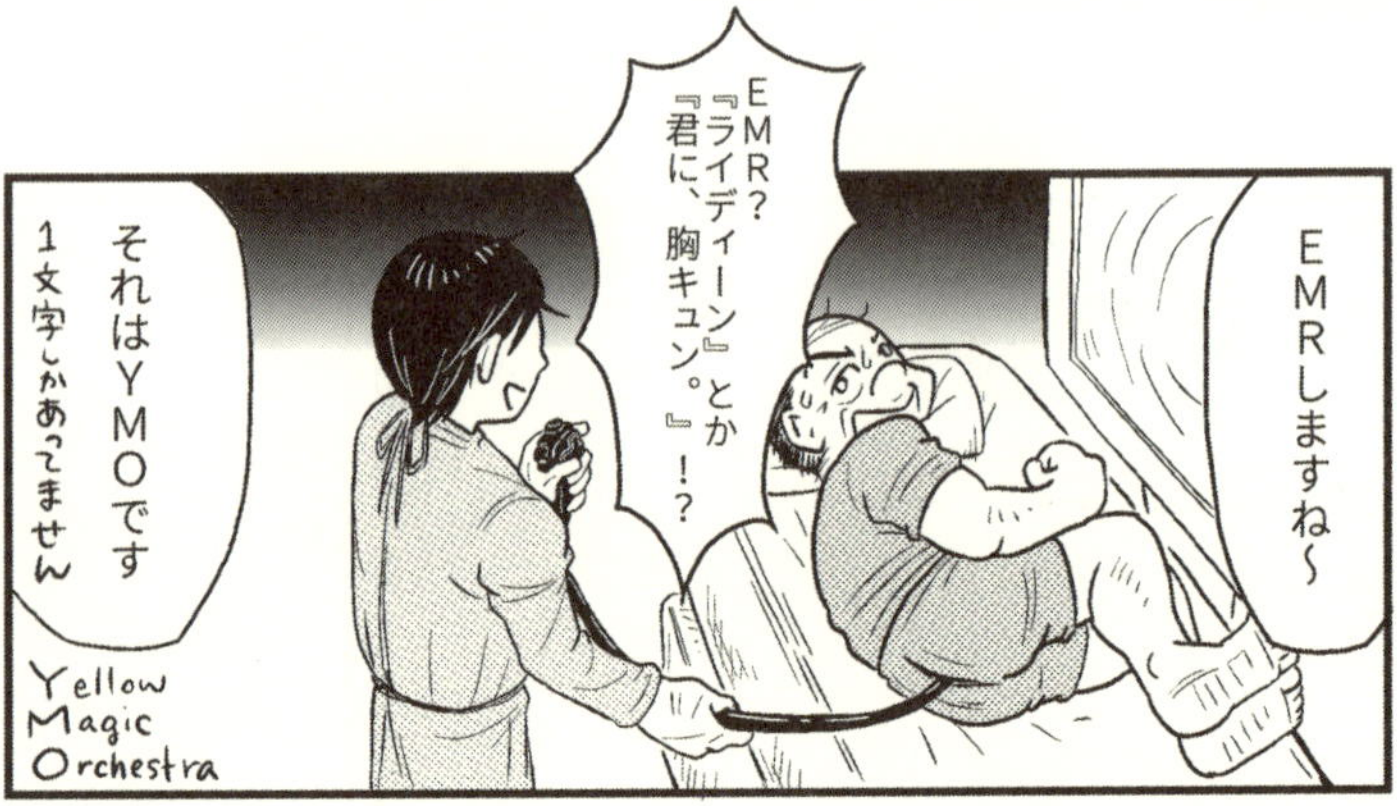

EMR（Endoscopic Mucosal Resection）＝内視鏡的粘膜切除術とは？

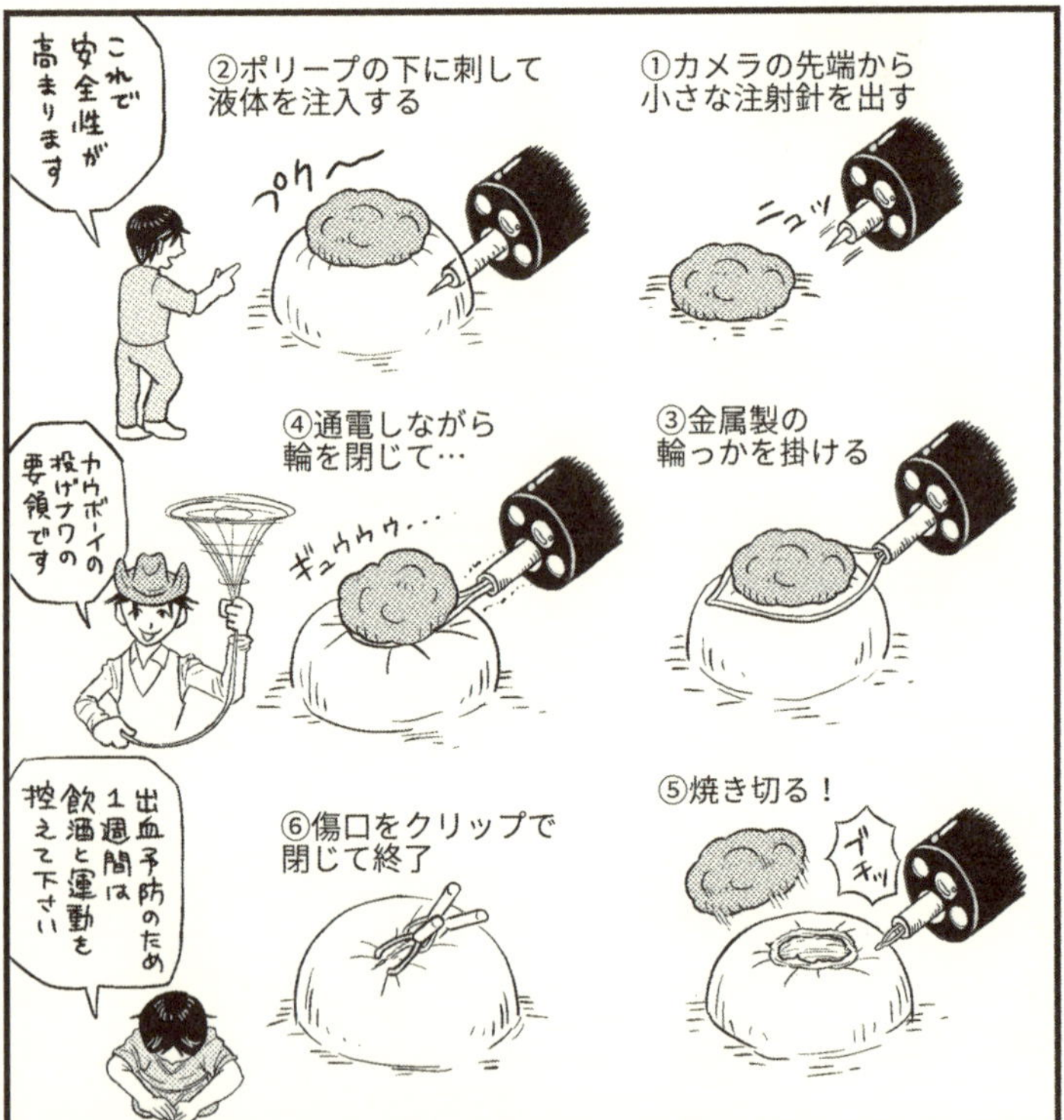

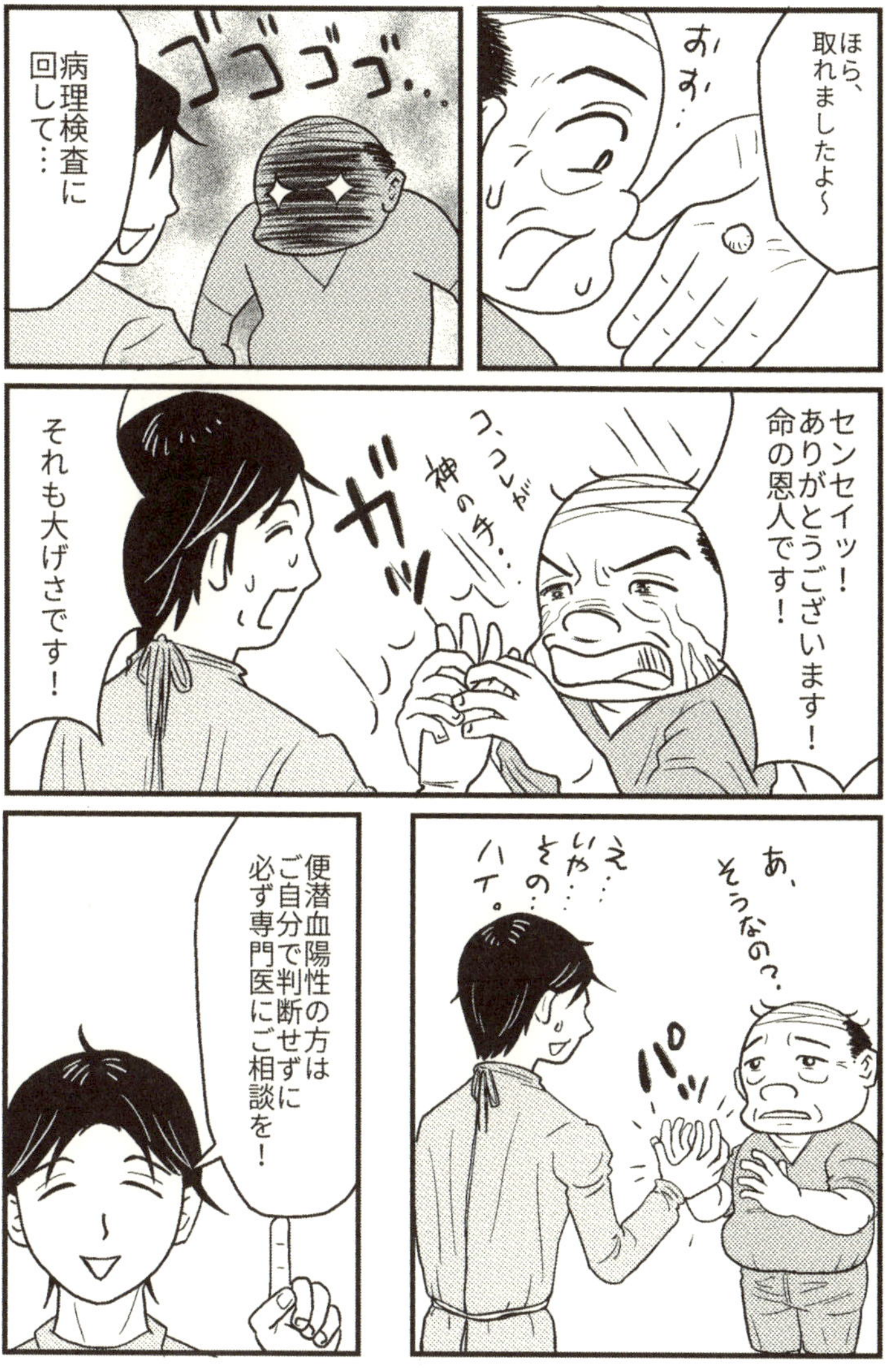
ほら、取れましたよ～
おお…
ゴゴゴゴ…
病理検査に回して…
センセイッ！ありがとうございます！命の恩人です！
コ、コレが神の手…
ガッ
それも大げさです！
あ、そうなの？
え…いや…その…ハイ。
パッ
便潜血陽性の方はご自分で判断せずに必ず専門医にご相談を！

便潜血以外の検査方法は？

便潜血検査は必要だけど十分ではない、ということは分かっていただけたと思います。
では大腸がんやポリープの早期発見のためにはどうすればいいのでしょうか？
やはり便ではなく、大腸自体を直接調べる画像検査が確実です。

大腸の主な画像検査として次の四つがあげられます。

①　大腸内視鏡検査（以下、大腸カメラ）
②　注腸検査
③　ＣＴコロノグラフィー
④　カプセル内視鏡

現在、健診の項目として認められているのは便潜血検査だけですので、便潜血陽性や下血などの症状がない限り、残念ながらこれらの画像検査は人間ドックなど保険外診療で受ける必要があります。

各検査の特徴を説明する前に、まず共通する大事なポイントから説明します。

それは、どの検査を選んでも、検査の前に液体の下剤による大腸の洗浄が必要になるということです。なぜなら大腸に便がたくさん残っていると、大腸の表面を十分に観察することができないからです。そのため、液体の下剤を一～二リットル飲んで便を全部洗い流し、大腸を空にしてから検査をするということが必要になるのです。

大量の下剤を飲むことはそれなりに大変です。しかし、これがきちんとできればできるほど検査のクオリティが上がり、検査を受ける意義も増すのです。便秘気味の方は当日の下剤だけだときれいにならないこともあるので、検査の数日前から一般的な下剤を内服しておくなどの工夫が必要です。

実績だったら大腸カメラと注腸検査

画像検査で実績があるのは大腸カメラと注腸検査です。ただし、正確性は大腸カメラに軍配が上がります。

そもそも大腸に関しては、大腸カメラの結果が一番真実に近いという前提で議論されるのが通例です。たとえば便潜血検査でポリープが二〇％しか指摘できなかったといった場合、それは大腸カメラで見つかった数字を一〇〇％として、ということなのです。

大腸カメラは、胃カメラとよく似たカメラを肛門から入れて大腸を観察する検査です。メリットは、正確性が高いことと、ポリープなどがあった場合に切除(治療)までできる点です。ただし人間ドックの大腸カメラでポリープが見つかった場合に、そのまま切除までする医療機関と、後日改めて保険診療として切除をする医療機関があります。この点に関しては事前の確認が必要です。

デメリットとしては、個人差はあるものの検査に伴う苦痛がありえることです。カメラが腸の中に入っていくことによって、腸が引っ張られ、お腹の張る感じや痛みがでることがあります。とくに子宮筋腫や帝王切開、腹部の大きな手術を行っている場合、大腸とお腹の壁が癒《ゆ》着《ちゃく》して、不快感が強くなりがちです。こういった場合には鎮痛剤を使用することによって症状を軽減できますので、使用できるかどうかについても事前に医療機関に確認しましょう。

注腸検査と大腸カメラの関係は、バリウム検査と胃カメラの関係に非常によく似ています。

バリウム検査の場合は、バリウムと発泡剤を口から飲みましたが、注腸検査の場合は肛門からバリウムと空気を入れて大腸を観察します。検査台の上でゴロゴロ転がるのも同じです。

デメリットとしては、放射線を使用するので医療被ばくがあること、病変を疑う場合は改めて大腸カメラが必要になること(二度手間になる)が挙げられます。

まだまだ現役の検査方法ですが、大腸カメラや次で紹介するCTコロノグラフィーの普及とともに、その果たす役割は少なくなっています。

将来性だったらCTコロノグラフィー

CTコロノグラフィーはCT装置で体の断層画像を撮影し、コンピュータ上で画像を再構築することによって、大腸全体を立体画像にするという検査方法です。非常に画期的ですし、横になってCT撮影するだけなので痛みや不快感などもありません。また基本的にはCT検査なので、腸管の外にある病気まで検査することが可能です。

デメリットとしては、やはり医療被ばくがあること、病変を疑う場合は改めて大腸カメラが必要になることが挙げられます。また、比較的新しい検査方法なので検査可能な施設が限られています。

これは私見ですが、いくつかのデメリット、改善点はあるものの、本検査の有用性や将来性は非常に高く、大腸がんやポリープのチェックのために今後さらに重要な検査になっていくと思います。

CTコロノグラフィーで撮影した大腸

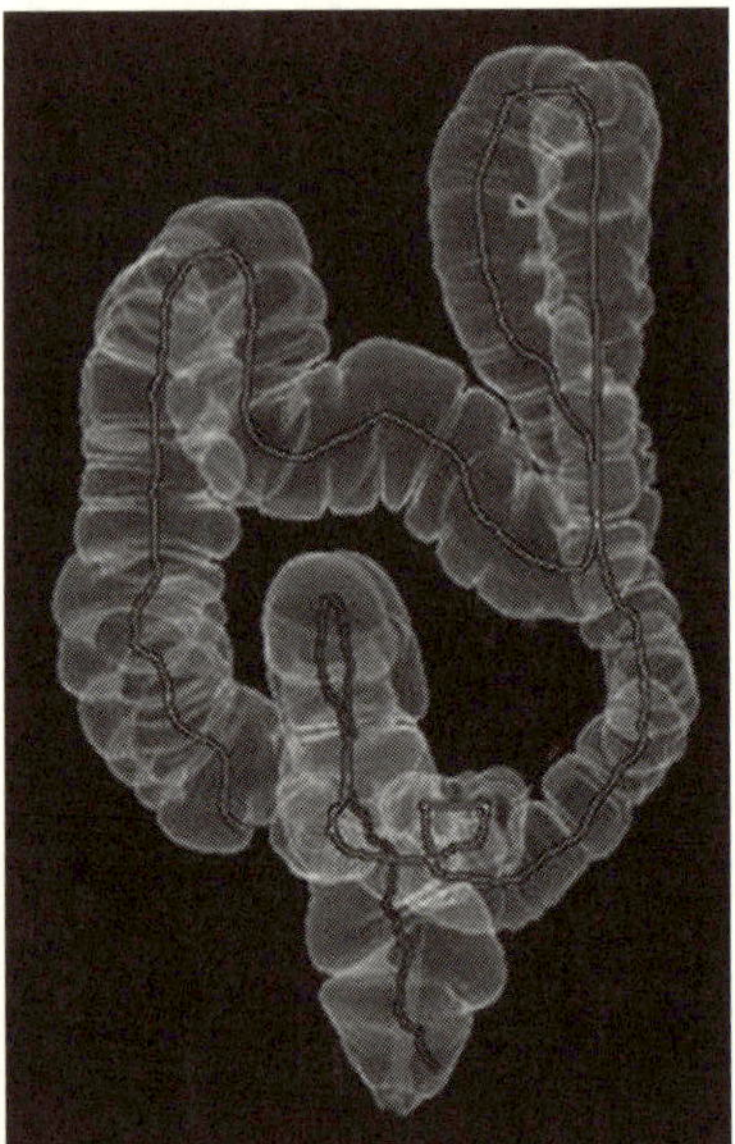

興味深さだったらカプセル内視鏡

カプセル内視鏡は、長さ約三センチのカプセル型の小型カメラを内服して、大腸全体を観察するという検査方法です。

体の中に入ったカプセル内視鏡は、大腸の中で自動的に写真を撮り続け、最終的に肛門から

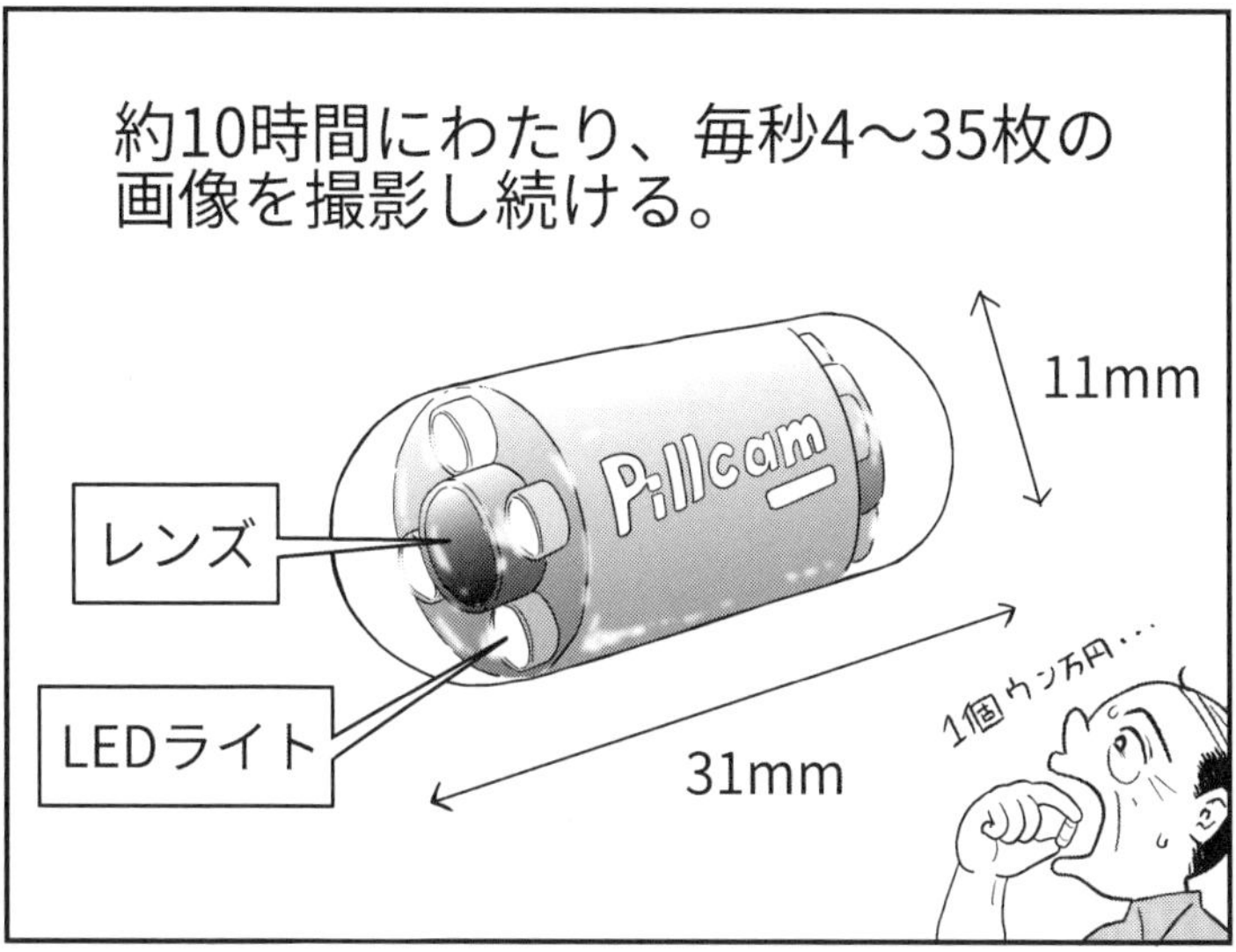

排泄されていきます。撮った写真は体外のレコーダーに自動的に記録されるので、それを後からワークステーション上で解析するという仕組みになっています。レコーダーさえ持ち歩いていれば、検査中に動いたり、一般的な日常生活を送ったりすることも可能です。カプセル自体は使い捨てで（そうじゃなきゃ困りますよね？）、原則的に回収の必要はありませんが、カプセルがちゃんと体外に排泄されたことの確認は必要です。

カプセル内視鏡は、一九八一年にイスラエル国防相の軍事技術研究機関に勤める技術者が、「体内の消化管内をミニチュアのミサイルが画像を送信しながら通過していく」というアイディア

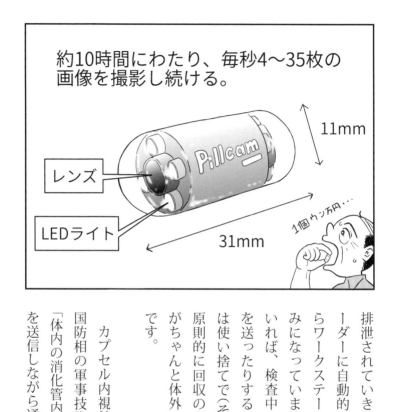

を思いついて開発されたそうです(『カプセル内視鏡　飲むだけドットコム』より)。なかなか興味深い開発経緯といえると思います。

大変画期的な検査方法ですし、SF的な感じの魅力もあります。検査としてラクそうだというイメージもあるので、外来を受診される方の中にも「検査はカプセル内視鏡でなんとかなりませんか」という方が時々いらっしゃいます。

カプセル内視鏡のメリットとしては大腸カメラや注腸検査よりラクなこと、注腸検査やCTコロノグラフィーのような医療被ばくがないことが挙げられます。

ただし、実はそもそもカプセル内視鏡は小腸の検査を目的として開発されたものであって、小腸では抜群の実力を発揮しますが、残念ながら大腸の検査には不向きです。デメリットが多いのです。

たとえば、病気などで消化管の一部が狭くなっている、もしくはそれが疑われる場合は検査が受けられません。カプセル内視鏡が狭くなっている部分につかえてしまい、体外に排泄されなくなってしまう恐れがあるからです。

注腸検査、CTコロノグラフィーと同様に、カプセル内視鏡の検査結果で病変を疑う場合は、改めて大腸カメラが必要になります。

また、カプセル内視鏡自体が非常に高度な技術によって作られている精密機器なので、人間ドックなどの健康チェックのために検査をすると一〇万円前後の金額になってしまいます。いくつかの条件をクリアして保険適応になったとしても、三割負担で三万円もかかることになります。

そして何より現実的に問題になるのは、下剤による大腸の洗浄が四つの検査の中で一番大変ということです。

カプセル内視鏡は大腸がきれいになっていればいいだけではなく、大腸の中を液体の下剤でいっぱいに満たして拡張させ、潜水艦のようにその中をもぐって観察する必要があるのです。そのため、大腸カメラで飲む液体の下剤は通常一～二リットル程度ですが、カプセル内視鏡の場合は四～六リットルも飲まなくてはいけません。

みなさんは今までの人生で、何かの液体を一度に四～六リットル飲んだことがありますか？私はありません。この下剤は二リットルでも時として大変ですので、四～六リットルというのはかなり高いハードルといえるでしょう。

やはり大腸カメラがおすすめ

各検査ともにメリット・デメリットがありますが、**いろいろな点を天秤にかけて考えると、現状では大腸カメラが第一選択肢になる**でしょう。実際に、便潜血検査が陽性の場合には、ほとんどの施設が精密検査として大腸カメラを選択していると思います。

ただし、大腸カメラは胃カメラ以上に術者の技量が検査内容を左右する検査です。受ける場合にはできるだけ事前にリサーチをして、評判のいい施設または医師を受診するようにおすすめいたします。

小腸は検査しなくていいのか？

最後に小腸について補足説明します。

小腸というのは胃と大腸の間をつなぐ消化管で、およそ六メートルという消化管最大の長さを持つ臓器です。小腸は、十二指腸、空腸、回腸という三つの区域に分かれています。

検査しなければいけない範囲が非常に広大であることと、胃と大腸の間にある（つまり口からも肛門からも遠い場所にあるため、胃カメラも大腸カメラも届かない）ことから、**小腸全体を詳しく観察するということは非常に困難であり、得られる知見が極端に少ないため、長らく「暗黒大陸」などと呼ばれていました。**

その状況が変わったのは二〇〇〇年に入ってからです。

小腸を観察するための画期的な検査方法が相次いで発表されました。

それが前述したカプセル内視鏡[37]と、バルーン内視鏡[38]という特殊なカメラです。

後者のバルーン内視鏡について本書で詳細に解説することは避けますが、この二つの検査方法が、お互いの弱点を補完し合いながら小腸についての知見を集積させ、「暗黒大陸」小腸の実態は加速度的に明らかになりつつあるのです。

そして幸い、小腸から発生するがんというのは非常にまれであることが分かっています。今後も小腸が、がん検診の対象となることはまずないものと思います。

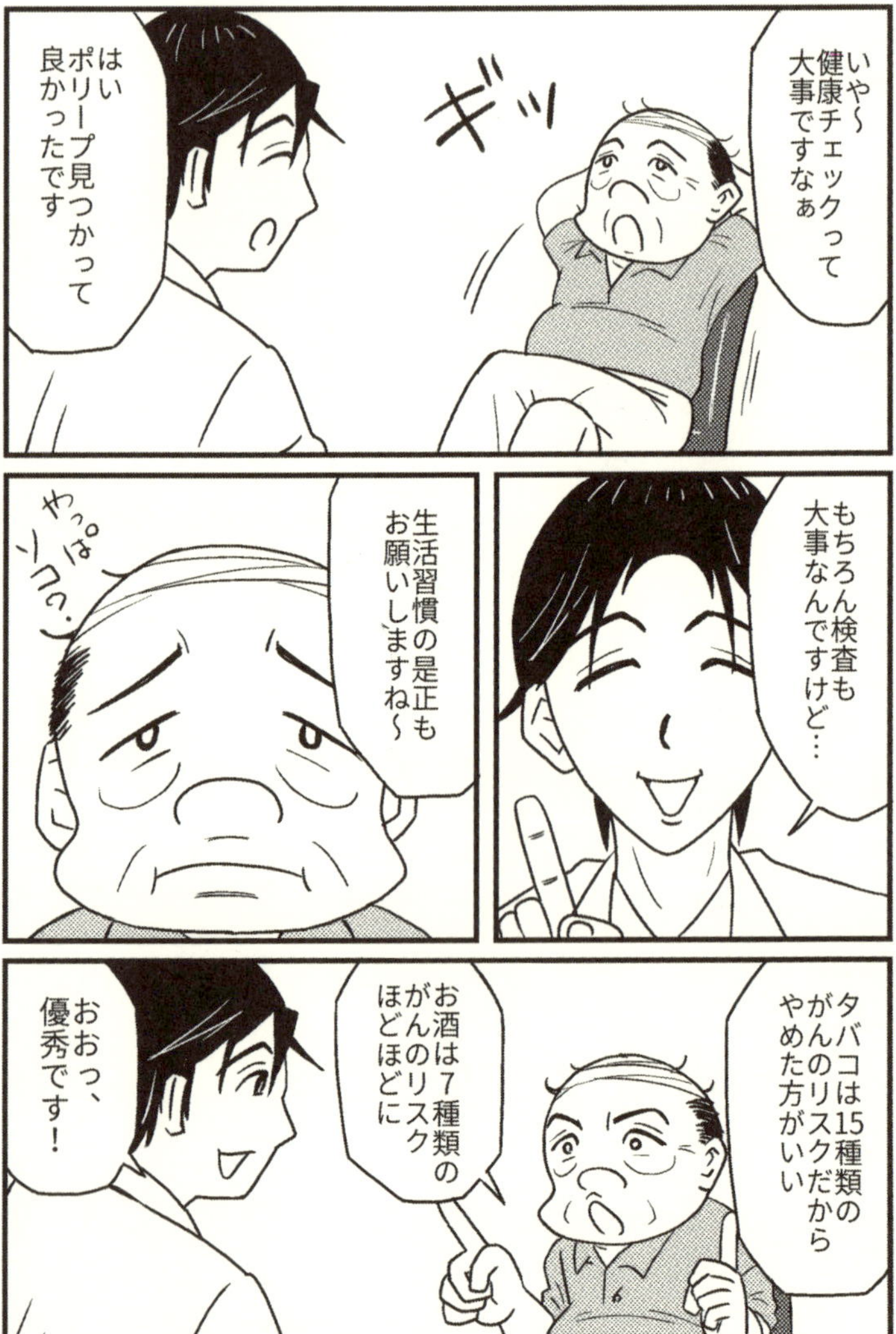
いや～健康チェックって大事ですなぁ
ギッ
はいポリープ見つかって良かったです
もちろん検査も大事なんですけど…
生活習慣の是正もお願いしますね～
やっぱソコか…
タバコは15種類のがんのリスクだからやめた方がいい
お酒は7種類のがんのリスクほどほどに
おおっ、優秀です！

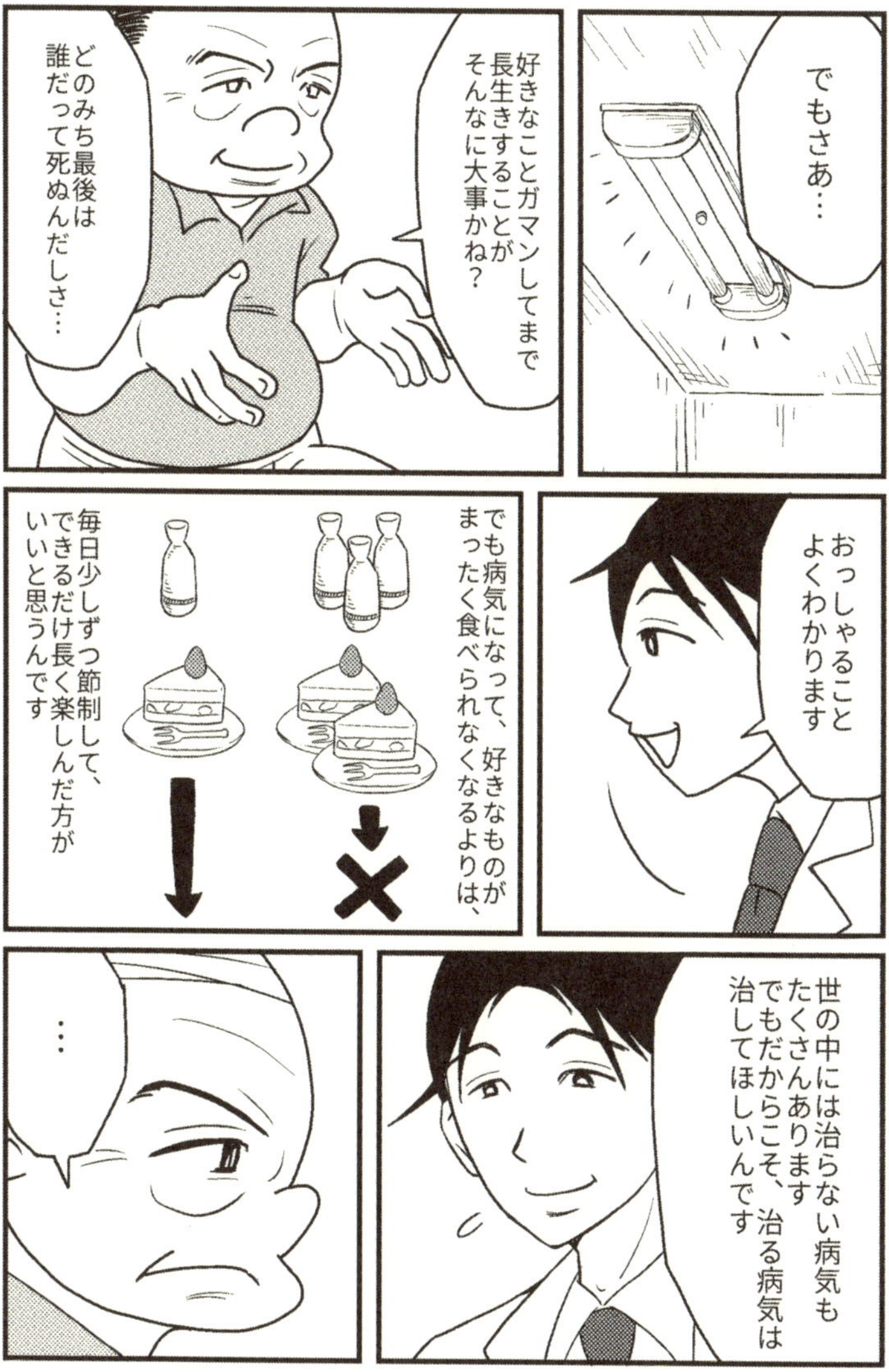
でもさあ…
好きなことガマンしてまで
長生きすることが
そんなに大事かね？
どのみち最後は
誰だって死ぬんだしさ…
おっしゃること
よくわかります
でも病気になって、好きなものが
まったく食べられなくなるよりは、
毎日少しずつ節制して、
できるだけ長く楽しんだ方が
いいと思うんです
世の中には治らない病気も
たくさんあります
でもだからこそ、治る病気は
治してほしいんです
…

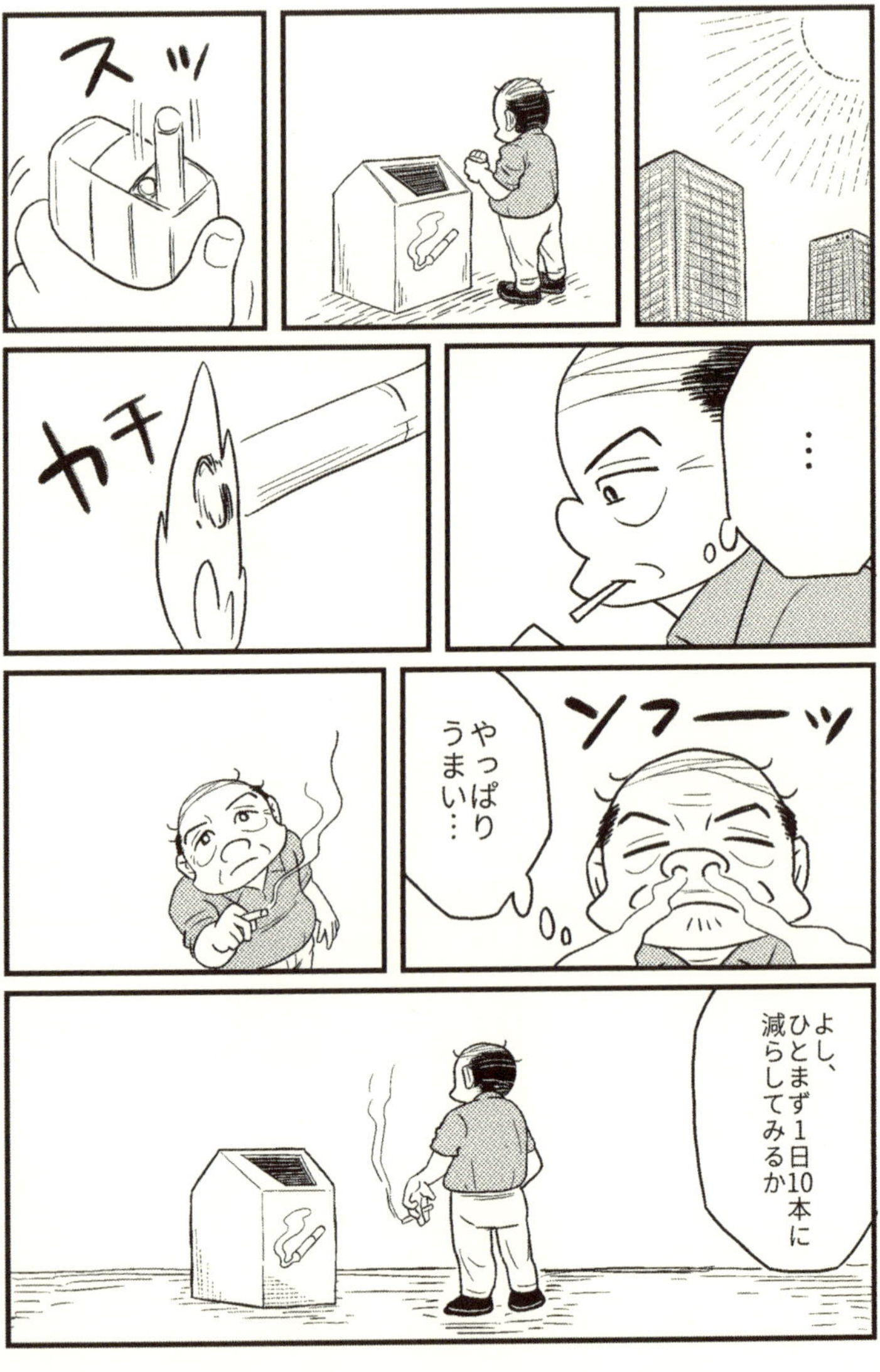
スッ
カチ
…
ソフーッ
やっぱりうまい…
よし、ひとまず1日10本に減らしてみるか

第5章

賢いがんとのたたかい方

一次予防と二次予防がカギ

第2章から4章にわたって、「治る」がんである胃がん、食道がん、大腸がんについて、それぞれの一次予防、二次予防を解説しました。

一次予防、とくに生活習慣の適正化の必要性については、あまり疑問の余地はないはずです。該当するものがあれば、できるだけ早く改善しましょう。

ピロリ菌のチェックや除菌については、前述したようにピロリ菌陰性の解釈(もともといないのか、進行しすぎていないのか、除菌していないのか、胃薬のせいで偽陰性になっているのか)について専門的な判断が必要なので、消化器内科の医師に相談してください。

一次予防の恩恵を実感するということは非常に困難

	一次予防	二次予防
胃がん	・ピロリ菌 ・タバコ 野菜・果物不足、塩分	・胃カメラ バリウム検査
大腸がん	・アルコール ・タバコ　・肥満 加齢、家族歴、胆のう摘出	・大腸カメラ 便潜血検査、注腸検査 CTコロノグラフィー
食道がん	・アルコール ・タバコ 逆流性食道炎	・胃カメラ バリウム検査

です。予防のおかげで生じなかったがんを、自分で認識することはできないからです。しかし**一次予防が重要であることは世界中の膨大なデータが証明しています。この静かなたたかいを、ぜひきちんとやり遂げてください。**

そう願う一方で、タバコがリスク因子だと知ったからと言って、「わかりました。じゃあ、やめます」とスパッとやめられる方ばかりではない、というのも重々承知しています。そしてもしも簡単にはやめられないというのであれば、自分はリスクが高いのだということをしっかりと認識したうえで、二次予防(検査)だけでもきちんと定期的に受けるべきです。

「どの検査」を「どれぐらいの間隔」で受けるか?

では二次予防であるがん検診は、いったい「どの検査」を「どれぐらいの間隔」で受ければいいでしょうか?

これはなかなか難しい問題で、実際は誰にでもあてはまる一つの正解があるわけではありません。一般論として胃カメラと大腸カメラが優れているのは間違いありませんが、疾患のリスクは各個人によって違いますし、それぞれの検査がその人に合っているかどうかも考慮に入れなくてはいけません。

また、健康診断(健診)の項目として受けられる検査と、人間ドックなどでないと受けられない検査があることにも注意が必要です。健診であれば無料もしくは一部の自己負担で済みますが、人間ドックであれば全額自己負担しなくてはいけないという方も多いと思います。この違いも検査を選択するうえで大きな要因となりえるでしょう。

しかし実はそれだけはありません。**健診と人間ドックの間には、費用の問題がささいなことに思えるほど極めて重大な違いが存在**しています。そしてその違いをきちんと認識しておかないと、のちのち「こんなはずじゃなかったのに…」と後悔する結果になりかねません。

「どの検査」を「どれぐらいの間隔」で受ければいいのかという難問に回答する前に、明らかにしておかなくてはいけない重要な問題が残っているのです。

なぜ健診と人間ドックは違うのか?

正確には、市区町村など各自治体でおこなう住民健診や職場の健診は「対策型検診」、自主的に受診する人間ドックは「任意型検診」といいます（本書では分かりやすさを優先し、今後も健診、人間ドックの表記で統一します）。

両者とも、症状のない段階から病気を発見するという共通の目的を持っています。また「対策型検診」、「任意型検診」という正式名称からしても、健診と人間ドックを同列のモノとして捉えがちです。しかしこの両者は、存在意義からして「全くの別モノ」と考えたほうが誤解が少ないのです。

いったいそれはどういうことでしょうか？

本質的な違いに迫る前に、まずは分かりやすい違いから説明します。

両者でかかる費用が違うことは前述しました。健診は保険料や税金が投入された公共的なサービスであり、人間ドックは任意の健康チェックだからです。

次に、健診と人間ドックでは受けられる検査が違います。

胃がん、大腸がんに関しては、健診で受けられるのは主にバリウム検査、便潜血検査だけという自治体が多数派です。ただし二〇一五年になって厚労省から、健診であっても胃カメラを認めるとの発表が初めてありました。実はこれはかなり画期的な出来事です。

ただし実際の運用は各自治体の裁量に任されています。厚労省がそう言ったからといっても、すぐ胃カメラができるようになるわけではありません。コストの問題や、受け入れる医療側の体制も整備する必要があるので、現実にどのように運用されていくのかはまだ不透明です。現在のところ、胃カメラによる検診は「五〇歳以上」で、間隔は「二年に一度」という縛りが設けられるようです。

その一方、人間ドックの場合、胃カメラは何歳でも毎年受けられますし、大腸がん検診として大腸カメラ、ＣＴコロノグラフィーなども受けられます。

つまり、健診で受けられる検査には「制限」があるのです。バリウム検査よりも胃カメラのほうが、便潜血検査よりも大腸カメラのほうが病気をたくさん見つけるのは確実なのに、です。

なぜ、こんな制限があるのでしょうか？

実は健診は、検査を受けることによってがんの死亡率を減らすことができるという「死亡率減少効果」が、データとしてたしかに立証されているもののみを項目として認めているのです。

バリウム検査にも便潜血検査にも、検査を受けることによって胃がんや大腸がんの死亡率を減らすことを立証した論文が複数あります(32, 39-43)。

「え、じゃあ胃カメラや大腸カメラは死亡率減少効果がないの⁉」

とびっくりされた方もいらっしゃるかと思います。

あることはあるのです。ただし、現代の日本でそれを高いレベルで証明するための大規模な臨床試験をおこなうこと自体が困難であるため、健診の項目として「留保付き」にされているのです。そのため健診の項目としては制限がかかっているのです。

死亡率減少効果がきちんと証明されていて、不利益の少ない検査のみ健診の項目とする。それはそれで理にかなっているし、なんにせよ定義を決めておくということは必要でしょう。しかしここで特別な注意が必要です。この死亡率減少効果という概念がなかなかのクセモノなのです。もちろん、死亡率減少効果があるほうがいいのは当然ですが、これにこだわりすぎると非常に深刻な事態を招く可能性があります。**実は死亡率減少効果には、あまりみなさんにお見せしない裏の顔があるのです。**

健診はあなたを対象とはしていない！

健診と人間ドックではかかる費用や受けられる検査が違います。しかし、それはいわば表面的な違いです。健診と人間ドックはまったく別のものです。

では、一番本質的な違いとはいったいなんでしょうか？

それは、**健診の対象はみなさん一人ひとりではない**ということです。

実は、**健診は「日本人全体」のリスクを下げることを目的としている**のです。

健診も人間ドックも、みなさん一人ひとりのためにあると考えるのが普通でしょう。しかしこれは本質的には誤解です。健診が対象としているのはあくまで「日本人全体」であり、注視しているのは「全体を足し算したデータがどうなるか」ということなのです。

死亡率減少効果があるということは、具体的には、

① Xがんの検査を受けなかった集団Aのうち、一〇〇人がXがんで死亡した。

② Xがんの検査を受けた集団B(Aと同数)のうち、二〇人がXがんで死亡した。
③ Xがんの検査を受けたことにより死亡率が八〇%減少した。
④ Xがんの検査は死亡率減少効果が高く、非常に有効だ。

ということなのです。

つまりこの集団B全体をデータとして見たとき、たとえある一定数救命できない人(この場合二〇人)がいたとしても、「全体」として八〇%も死亡率が下がっているので検診としては「非常に有効」なのです。

「八〇人の人はタイミングよく見つけることができたので救命することができました。ただし一部の人は後遺症が残りました」

「二〇人の人はタイミングが悪かったので救命できませんでした。残念です」

これが死亡率減少効果の本質です。

あくまで、集団Bの死亡率を「下げる」ことのみが目標として掲げられているのです。しかも効率的かつ安価に。「コストは度外視して、死亡率をできるだけゼロに近づけよう!」ということではありません。

また、死亡しないことだけが評価項目なので、後遺症の有無は不問ですし、治療方法が内視鏡ではなく、より負担の多い開腹手術であってもまったく問題にはなりません。

そして、なにより集団Bの二〇人は救命もできていません。このように、**あまりに健診の存在を絶対視して安心していると、足元をすくわれてみなさんが不運な二〇人の中に入ってしまう可能性がある**のです。

健診には限界がある

ここで誤解のないように明記しておきたいのですが、私は現行の健診システムについて異議を唱えたい、というわけではありません。

なぜなら、健診にはみなさんの大事な保険料や税金が使われているので、湯水のごとく使っていいというわけではないからです。費用対効果をとことん吟味するということはある意味当然でしょう。

もしも健診に胃カメラと大腸カメラが無制限に入ったらどういうことになるでしょうか？

そのほうが現状よりも病気をたくさん、しかも早期の段階で見つけるのは確実です。

しかし、バリウム検査より胃カメラのほうが、便潜血検査より大腸カメラのほうが多くの医療費を必要とします。使える医療費が潤沢にあるならそれでもいいかもしれませんが、右肩上がりで増加する医療費が深刻な社会問題となっている現状では、それをさらにひっ迫して状況を悪化させてしまうことは間違いありません。

また胃カメラと大腸カメラの検査数が急増した場合、検査を担当する医師や看護師など、受け入れ側のマンパワーも圧倒的に不足してしまうでしょう。

現在病気のある人に対して保険診療を行うだけでも、医療費やマンパワーといった医療資源は限界に達しつつあります。予防目的の健診の拡充まで手が回らないというのが実情なのです。

国が健康を守ってくれるという誤解

以上のように、健診の存在意義はあくまで「日本人全体」が得られる効果を最大限にすることであって、一人ひとりのリスクを最小限にするということには比重が置かれていません。

健診(国)が一人ひとりの健康を守ってくれるというのは誤解なのです。

これが健診の真の姿です。色々な問題が短期的に大きく改善される見込みはありません。そしてそうであるならば、**私たちに必要なことは、健診というものはそういうものなのだと正しく認識すること、そして自衛のためには他に何が必要なのかを考えること**なのです。

では、自分が集団Bの不運な二〇人のうちに入らないようにするためにはどうすればいいのか。全体のデータはさておき、どうすれば自分自身のリスクを最小限にすることができるか。

そのためには、やはり**人間ドックなどを賢く活用して、健診の項目の不備を補うように胃カメラや大腸カメラを適切な間隔で追加していく**という自衛策が必要になってくるのです。

医者は患者に過剰医療をしているのか？

そしてここでもう一つだけ留意しておかなければいけないことがあります。それはみなさんの担当医がすすめたやり方が必ずしもベストだとは限らないということです。

たとえば「検査をしてとくに何もなかったので大丈夫。症状がなかったらもう検査は必要ないですよ」などと気軽に説明する医師もいるかもしれません。まあそれは論外として、よくあるのは逆のパターンです。

「検査をしてとくに問題ありませんでしたが、今後もリスクはゼロではないので、一年に一回検査をしましょう」と、リスクの軽重を勘案せずに一律に毎年の検査をすすめるやり方です。こう説明されると、検査に対する抵抗感も相まって、「過剰医療なんじゃないか？　儲け主義だ！」と反発を覚える方もいると思います。

たしかにそのように感じてしまう気持ちもわかるのですが、一方で、私はこの医師がこう言わざるを得ない気持ちもある程度理解できるのです。

現在、日本ではどこもかしこも過剰医療がまかり通っています。いったい何が原因でそうなってしまっているのでしょうか？　売り上げをまったく意識していないと言えばうそになるかもしれませんが、私はそれよりもむしろ、**医師が医療訴訟などのリスクを恐れて安全策を取っている側面のほうが大きい**のではないかと考えています。

たとえば検査をして問題がなかった方に対して「次の検査は三年後でいいですよ」と言ったとします。もしもその間に極めてまれな病気を発症して手遅れになってしまったとしたら、医師は患者や家族から訴えられる可能性が出てくるでしょう（実際に敗訴するかどうかは別として）。

現実に医療訴訟というのは決して珍しいことではなくなっていますので、医師は自分が責任を負わせられないようにすることにとても神経を使っています。断定的なものの言い方は避けますし、安全策を取って検査は高度なものを頻回におこなうようになっているのです。

そして実は、「私はいちばんリスクの少ない方法をおすすめした。そのうえで患者さんが自分の判断で検査を受けないのであれば、私に責任はないし、検査を受けなくても九九%の人は大丈夫だろうから、まあいいだろう」というのがいつわらざる医師の本音なのです。

これはやはり医師と患者の正常な関係性ではないですし、お互いにとって不幸なことでしょう。

どうすればこの状況を打開することができるのか、ここで簡単に答えを出すことはできません。ただし、とりあえずみなさんができる自衛策が一つあります。それは、みなさんが正しい医学知識に触れ、自分が持つリスク因子を知り、自分の体と正面から向き合うことです。そしてそれは決して難しいことではありません。

理想的な胃がん検診の方法・間隔は?

以上のことを踏まえたうえで、これから本章のテーマである、検査の推奨方法、推奨間隔について私なりの回答をマンガで示していきます。参考にしてみてください。

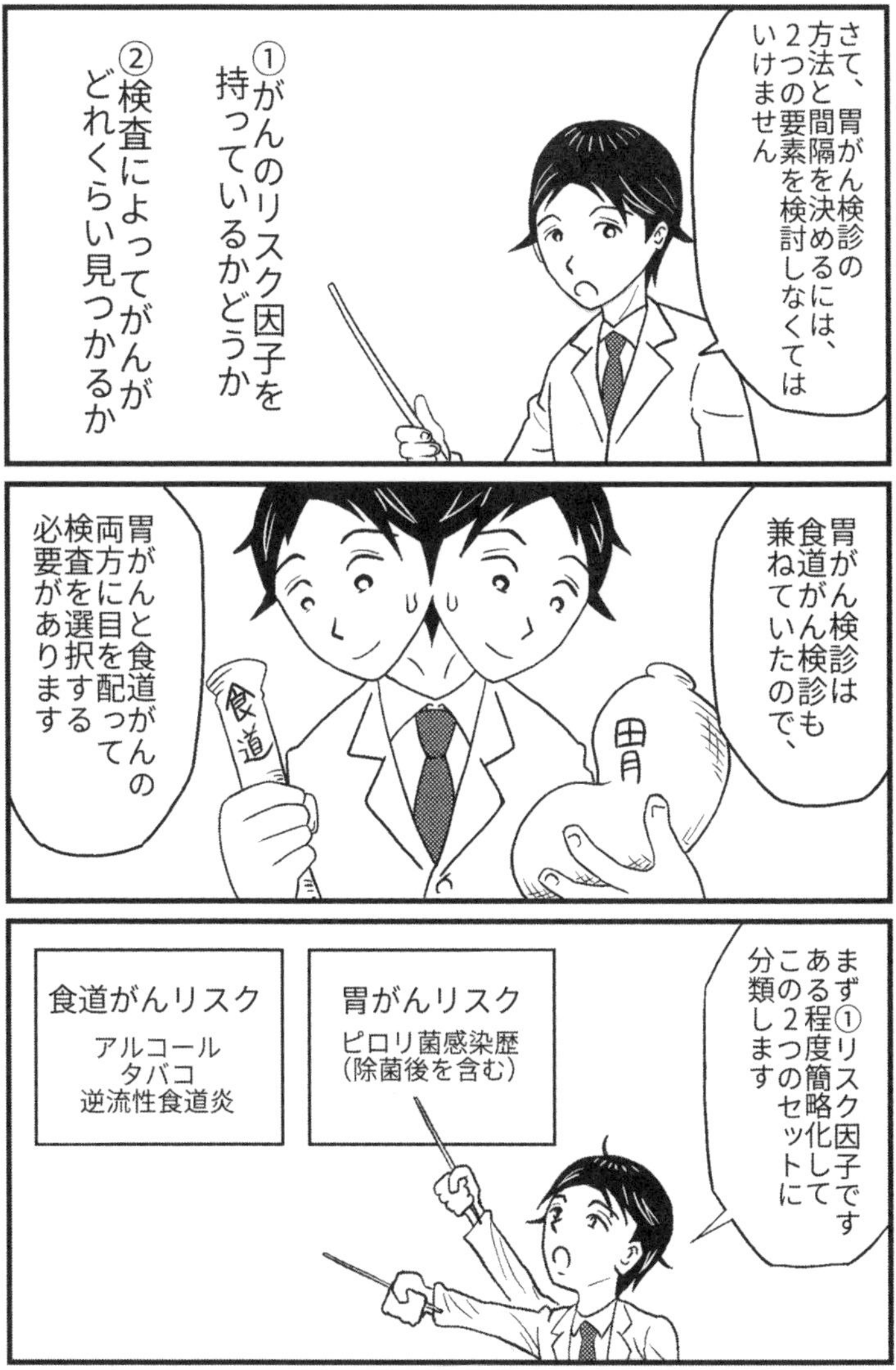
さて、胃がん検診の方法と間隔を決めるには、2つの要素を検討しなくてはいけません
①がんのリスク因子を持っているかどうか
②検査によってがんがどれくらい見つかるか
胃がん検診は食道がん検診も兼ねていたので、
胃
食道
胃がんと食道がんの両方に目を配って検査を選択する必要があります
まず①リスク因子ですある程度簡略化してこの2つのセットに分類します
胃がんリスク
ピロリ菌感染歴（除菌後を含む）
食道がんリスク
アルコール
タバコ
逆流性食道炎

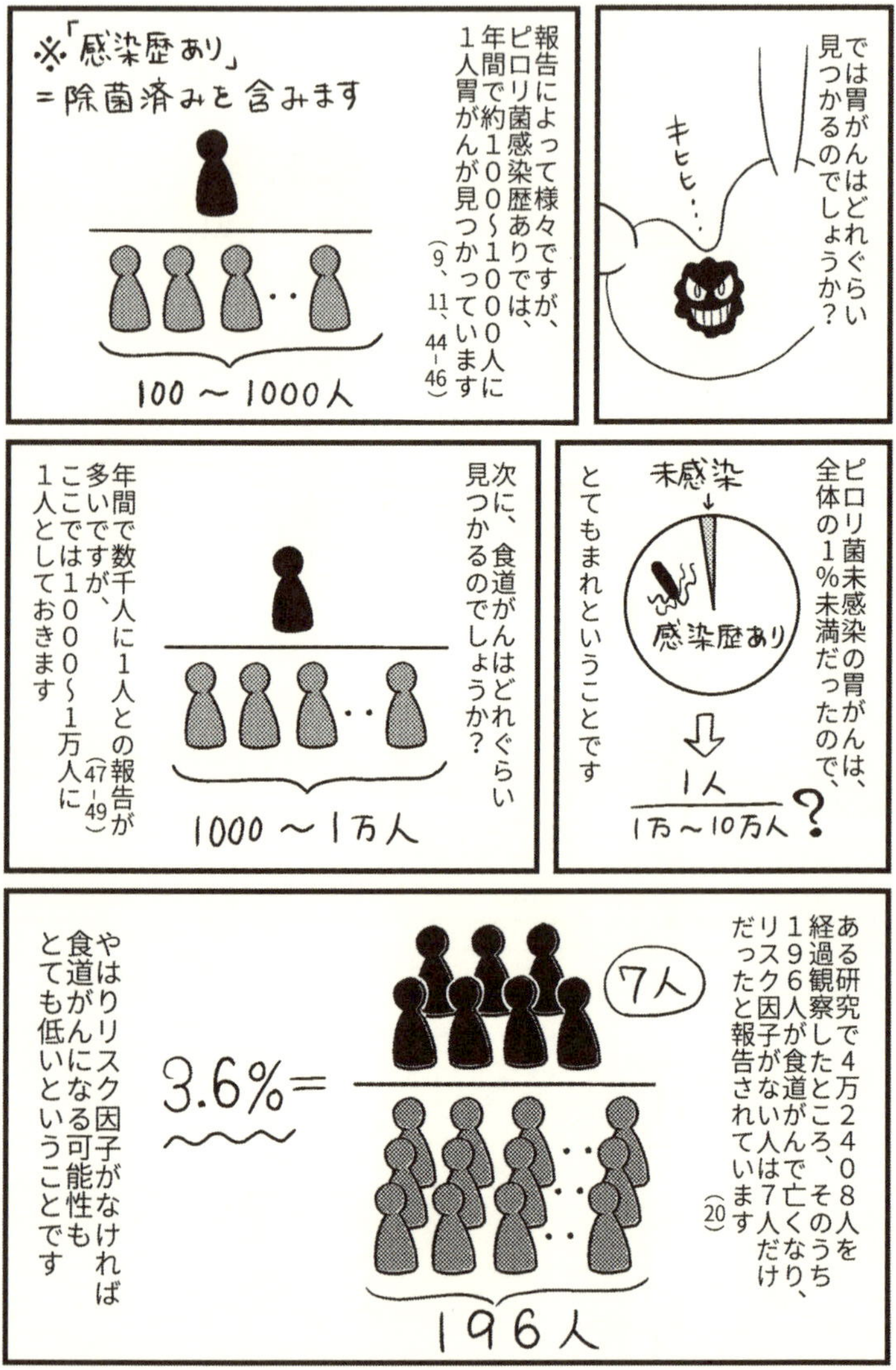

では胃がんはどれぐらい見つかるのでしょうか？
キヒヒ…
報告によって様々ですが、ピロリ菌感染歴ありでは、年間で約1００〜1０００人に1人胃がんが見つかっています(9、11、44-46)
※「感染歴あり」＝除菌済みを含みます
100〜1000人
ピロリ菌未感染の胃がんは、全体の1％未満だったので、
未感染
感染歴あり
とてもまれということです
1人
1万〜10万人？
次に、食道がんはどれぐらい見つかるのでしょうか？
年間で数千人に1人との報告が多いですが、(47-49)ここでは1０００〜1万人に1人としておきます
1000〜1万人
ある研究で4万2408人を経過観察したところ、そのうち196人が食道がんで亡くなり、リスク因子がない人は7人だけだったと報告されています(20)
7人
3.6％＝
196人
やはりリスク因子がなければ食道がんになる可能性もとても低いということです

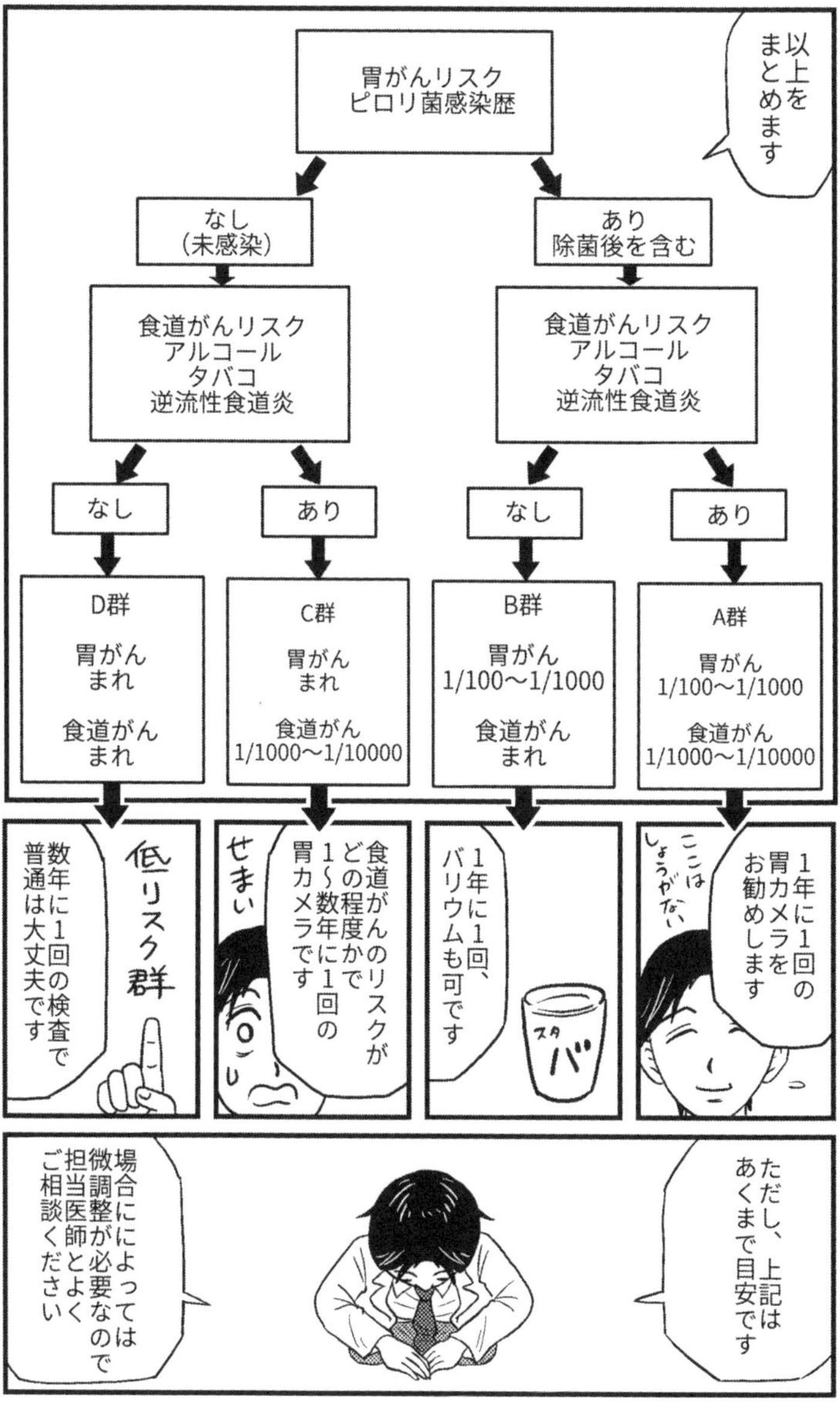
以上をまとめます
胃がんリスク
ピロリ菌感染歴
なし
(未感染)
あり
除菌後を含む
食道がんリスク
アルコール
タバコ
逆流性食道炎
食道がんリスク
アルコール
タバコ
逆流性食道炎
なし
あり
なし
あり
D群
胃がん
まれ
食道がん
まれ
C群
胃がん
まれ
食道がん
1/1000～1/10000
B群
胃がん
1/100～1/1000
食道がん
まれ
A群
胃がん
1/100～1/1000
食道がん
1/1000～1/10000
1年に1回の胃カメラをお勧めします
ここはしょうがない
1年に1回、バリウムも可です
スタバ
食道がんのリスクがどの程度かで1～数年に1回の胃カメラです
せまい
低リスク群
数年に1回の検査で普通は大丈夫です
ただし、上記はあくまで目安です
場合によっては微調整が必要なので担当医師とよくご相談ください

理想的な大腸がん検診の方法・間隔は？

それでは次に大腸がんの検査は何をどれぐらい受ければいいのでしょうか。

便潜血検査は十分ではありませんが、最低限必要な検査です。そして診断能力が限定的ではあってもフルに活用するのであれば、一番いいのはきちんと毎年繰り返すということです。がんが実際にあるのに検査が陰性になったとしても、検査を受け続けることによって、がんの増大とともに検査が陽性になる可能性が年々高まっていきます。この作用によって、内視鏡や外科的治療によって完治する時期を逃すリスクを、ある程度下げられると思います。医療というのは総力戦ですので、現行のシステムが一〇〇点でなかったとしても、何もしないという零点よりはよいのです。捨てる意味はどこにもありません。

そもそも健診は皆さんが納めている保険料や税金が使われている公共的な健康チェックですので、受けなければ二重の意味で損をしています。

でも現実に、損をしている方が大多数なのです。便潜血検査は、受診率（検査を受けるかどうか)、精検受診率(検査が陽性になった場合に精密検査を受けるかどうか)ともに低いことが知られています。

平成二五年度地域保健・健康増進事業報告によると、受診率は一九・〇%、精密検査受診率は六四・四%にとどまっています。仮に受診者と未受診者の疾患リスクが同等だとすると、単純計算では本来見つかるべきがんの八分の一しか見つかっていないことになるのです。これでは大腸がん検診で大腸がんの死亡数を減少させることはとうてい無理でしょう。

平成二五年度国民生活基礎調査の概況では、なぜ多くの方が健診や人間ドックを受けないのか、その理由を調査しています。

「時間が取れなかった」かなと思いましたが、実はこれは二位です。一位の理由は、「必要な時にいつでも医療機関を受診できるから」でした。

これが危険な考えであることは各章で説明してきましたので、みなさんもうお分かりだと思います。決して、「症状がない=病気がない」ではありません。そして、「必要な時」というのは「症状が出るほど病気が進行した時」になっていることがほとんどなのです。

便潜血陽性になった場合は、たとえ痔があったとしても、早合点せずに医療機関を受診して、専門の医師と相談しましょう。

また、たとえ今まで一回も便潜血が陽性になったことがなかったとしても、ポリープなどの病気がないとは言えません。大腸がんのリスクは四〇歳頃から上昇するといわれていますので（消化器病学会HPより）、四〇歳を過ぎたら一度大腸カメラを受けてポリープの有無をチェックすることをおすすめします。

では大腸カメラは何年に一度受ければいいのでしょうか？

これは胃の検査以上に複雑で、実は、はっきりと決まった指針はいまだにありません。

ただし現実的な手段として以下のやり方をおすすめします。

① まず一度大腸カメラを受け、ポリープの有無によって次の検査を何年後にするか決める。

② 大腸がんのリスク因子である、「アルコール」「タバコ」「肥満」「加齢」「大腸がんの家族歴」、「胆のう摘出後」の有無によってその時期を微調整する。

大枠としてはこれでいいのですが、実は①を決めるうえで考慮に入れなくてはいけない重要な注意点が一つ残っています。

それは大腸カメラも完璧な検査ではなく、小さなポリープを見落とすことがある、ということです。

なぜポリープは見落とされるのか？

大腸はヒダが連続する蛇腹《じゃばら》状の構造になっています。不謹慎なたとえかもしれませんが、「洗濯機の排水管」のようなイメージです。

大腸カメラという検査は、細長いカメラを肛門から入れて盲腸まで挿入し、その後にそのままの向きで抜いて帰ってきます。

つまり、**カメラから見てヒダの裏側の部分というのは、行きも帰りも正面からは観察しにくい場所であり、死角になっている**のです。

もちろん検査時はカメラの先端でできる限りヒダをめくって観察するのですが、ヒダの裏に隠れている小さなポリープを見落とすことがありえるのです。

「見落とすなんてけしからん！」と思われる方もいらっしゃると思いますが、これは検査の性質上、一〇〇％避けることはできないのです。もしかすると、「私は見落としなんてしませんよ」

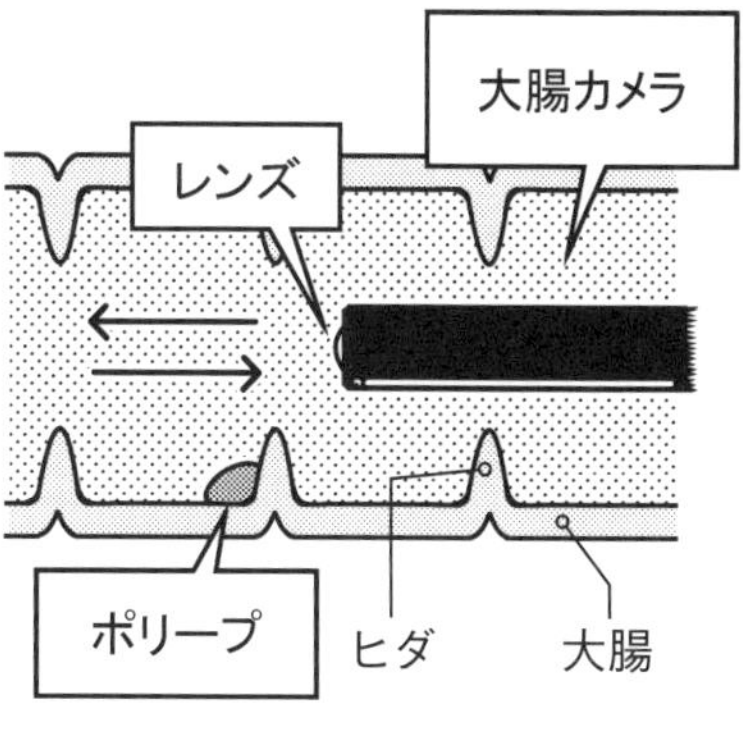

という内視鏡医がいるかもしれませんが、それは考え違いであって、むしろ経験不足を告白しているようなものです。おそらく見落としがあったことを認識するフィードバックシステムがないだけでしょう。一流の内視鏡医ほど見落としに対する警戒心を常に持ち、その可能性を踏まえたうえで判断を下しています。

見落とすようなポリープは小さいものが多いので、結果的にあまり問題にならないことが多いのですが、念のためにこの事実を考慮して検査間隔を検討していきたいと思います。

ポリープがなかった場合の検査間隔

消化器病学会による大腸ポリープガイドラインによると、初めての検査の結果でポリープがなかったら、次回は一〇年後でもいいかもしれないと記載されています。

これは一〇年後でも何もないだろうという話ではなく、進行がんになっている人の割合は極めて小さいだろうという趣旨です。

おそらく大部分の方はそれで問題ないのでしょうが、これも死亡率減少効果の理論と同じで、あくまで「全体のリスクを減らす」という観点での考え方であることに注意が必要です。みなさんが「自分自身のリスクを減らす」ことにフォーカスを合わせるのであれば、一〇年に一回というのはやはり不安が残ります。とくに見落としの問題がひっかかります。

リスク因子が何もなくても五年に一回、何か一つでもあれば三年に一回は受けるほうがいいと思います。そして、その間も便潜血検査は毎年受けるのがベストです。

ポリープがあった場合はどうするか？

この場合は少し複雑です。

ポリープの取り扱いは、現場の医師の中でも次の二つに意見が分かれています。

①　小さいポリープは切除しないで経過観察する

②　ポリープは小さなものでもすべて切除する

現時点ではどちらが正しいとも言えません。やや専門的になってしまいますが、それぞれの考え方を説明します。

まず①の「小さいポリープは切除しないで経過観察する」です。

大腸ポリープガイドラインでは、「大きさが六ミリ以上のポリープ」や「形がいびつなポリープ」は、将来的にがん化する可能性があるため、切除することが推奨されています。その一方、「五ミリ以下でごく普通の形状をしているポリープは経過観察も容認される」としています。

「別に小さなものでも、将来的に大きくなってがん化する可能性が少しでもあるなら全部切除してしまえばいいじゃないか」と考える方もいらっしゃるでしょう。

そう考えるのももっともなのですが、実はポリープの切除も一〇〇%安全というわけではありません。切除したキズあとから「出血」してしまったり、切除によって大腸が「穿孔《せんこう》（穴があくこと）」してしまったりする可能性があるのです。そのため、がん化するリスクと合併症のリスクを天秤にかけて考えなくてはいけないのです。

ただし「小さいポリープは経過観察する」という方針を採用するのであれば、当然、ポリープをすべて切除した場合よりも短い間隔での大腸カメラが必要になるでしょう。

次に②の「ポリープは小さなものでもすべて切除する」です。

欧米ではこの方針が採用されています。そして切除したポリープの大きさや数によって次回の検査や間隔についての指針が細かく規定されています。

しかし、残念ながら日本では欧米のように確立された指針というのはまだありません。状況が許すなら、すべて切除するに越したことはありませんが、ポリープが一〇個、二〇個ある方も時々いるので、そういった場合は何回かに分けて切除していくことになるでしょう。

おすすめのポリープ対処法

以上を踏まえたうえで、私がおすすめする方法を説明します。

たしかに小さなポリープは定期的な経過観察でもいいのかもしれませんが、将来にわたってきちんと経過観察をし続けられるという保証はどこにもないと思います。

たとえば介護が必要な家族がいて、時間が取りづらくなっているかもしれません。また、脳梗塞や心筋梗塞の治療で血が固まりにくくなる薬を内服していて、ポリープを切除しにくい状況になっているかもしれません。

一~二ミリのポリープに目くじらを立てる必要はないかもしれませんが、それ以上のポリープは切除してしまって、治療を一段落させておくほうがいいでしょう。

次に、**ポリープを切除した場合も、翌年にもう一度大腸カメラを受ける**ことをおすすめします。

これには二つの理由があります。

一つはやはり見落としの可能性が否定できないからです。二回にわたってチェックをして、見落としの可能性をできる限り減らすほうがいいと思います。

もう一つの理由は、切除した傷跡にポリープの遺残がないことを確認するためです。切除したポリープの細胞がわずかに大腸側に残っていて、一年後にまた盛り上がってくるケースがまれながらあるからです。

そして最後に、リスクに応じて検査間隔を決定します。

大きなポリープがあった方、ポリープの数が多かった方、大腸がんのリスク因子がある方は、状況が落ち着くまで一～二年に一回をおすすめします。

小さなポリープが一～二個あっただけで、大腸がんのリスク因子も何もないという方は二～三年に一回で大丈夫だと思います。

ただしいずれも便潜血検査は毎年受けるようにします。

大腸がん検診の間隔

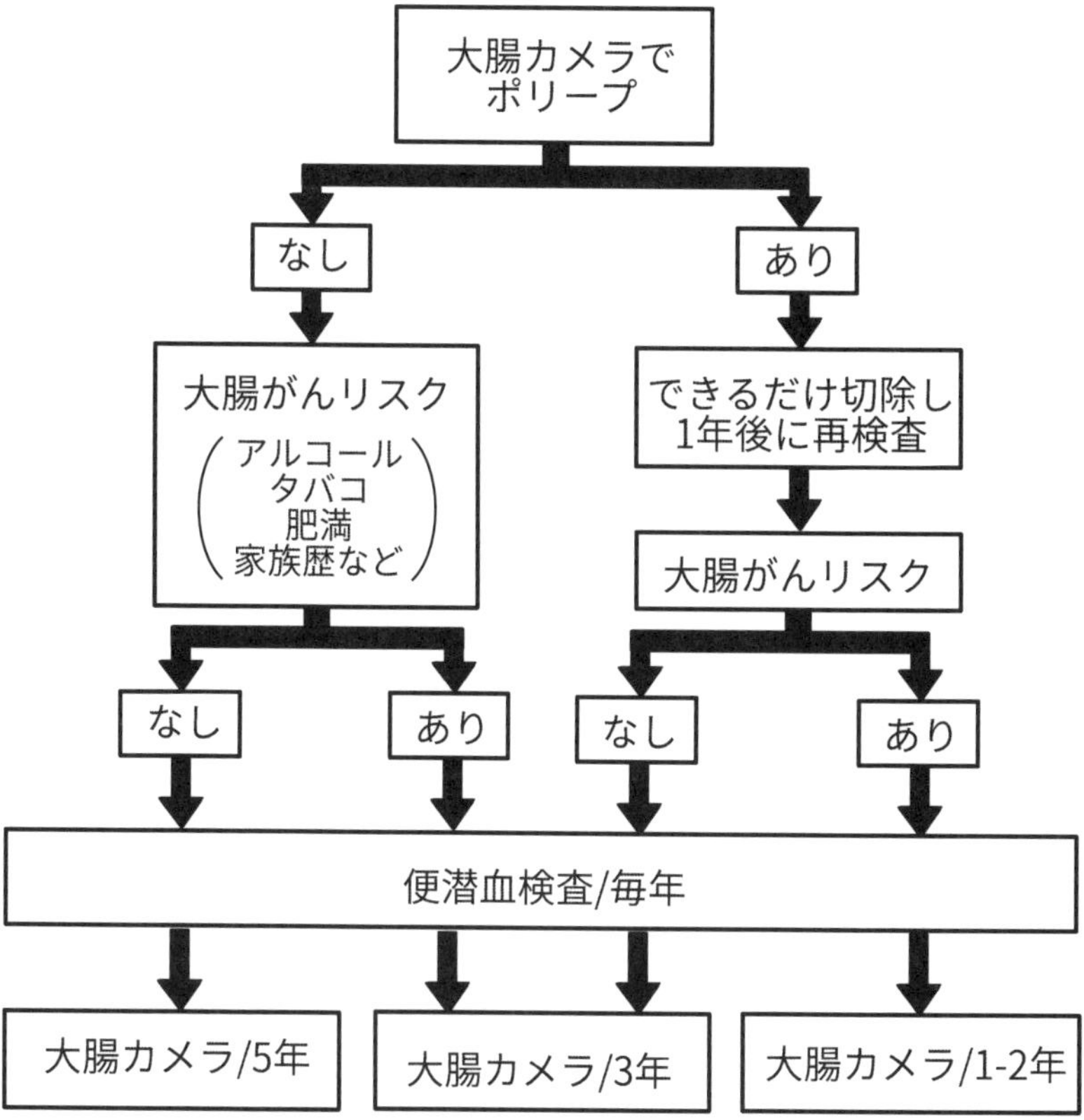
大腸カメラで
ポリープ
なし
あり
大腸がんリスク
アルコール
タバコ
肥満
家族歴など
できるだけ切除し
1年後に再検査
大腸がんリスク
なし
あり
なし
あり
便潜血検査/毎年
大腸カメラ/5年
大腸カメラ/3年
大腸カメラ/1-2年

信頼性の高い検査が大前提

以上のような検査間隔についての判断も、「十分な信頼性を持った大腸カメラ検査ができたこと」が大前提になっています。

大腸の洗浄が不十分で便が残っている場合は、判断の拠りどころが失われてしまいます。便秘気味の方は検査の数日前から下剤（市販のものでも結構です）の服用をして、当日できるだけ大腸がきちんと観察できるように留意してください。

またこれらの推奨方法も、あくまで大腸カメラを含めた医療レベルが現状のままで推移する場合の話です。医療は日進月歩です。必ずもっと便利な検査方法が私たちの前に現れるはずです。

現状で私が個人的に期待しているのはＣＴコロノグラフィーです。検査方法としてより成熟すれば、ポリープ切除後の経過観察をＣＴコロノグラフィーでおこなうという選択肢も出てくると思います。

便潜血検査や大腸カメラにこだわることなく、今後はより体に負担が少なく正確な方法で大腸がん検診をおこなっていくことが、医療者側の重要な使命になっていくでしょう。

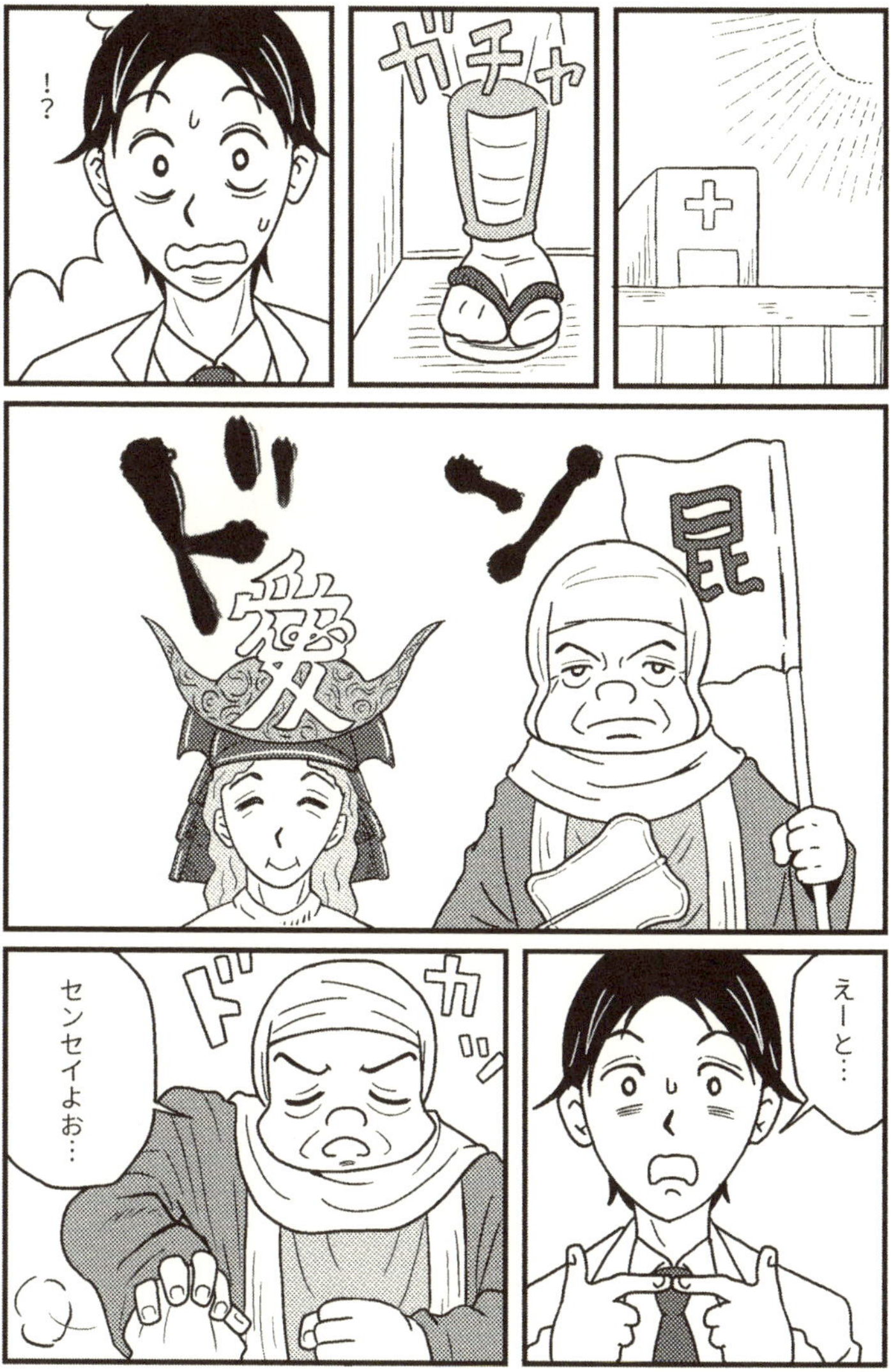
ガチャ
!?
ドン
愛
民
えーと…
ドカッ
センセイよお…

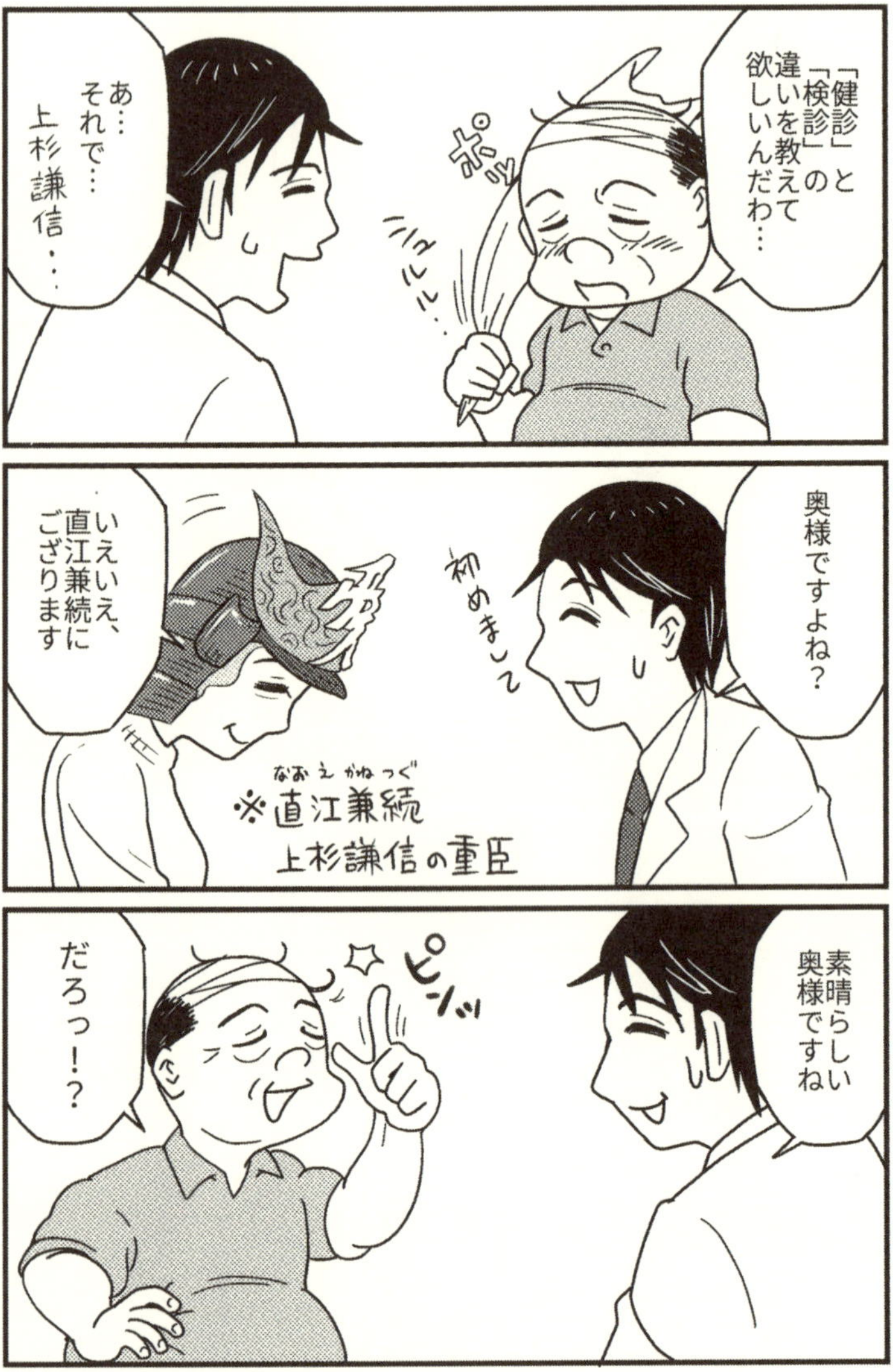

「健診」と「検診」の違いを教えて欲しいんだわ…
ポッ
シュルル…
あ…それで…上杉謙信…
奥様ですよね？
初めまして
いえいえ、直江兼続にございます
※直江兼続《なおえかねつぐ》
上杉謙信の重臣
素晴らしい奥様ですね
ピッ
だろっ!?

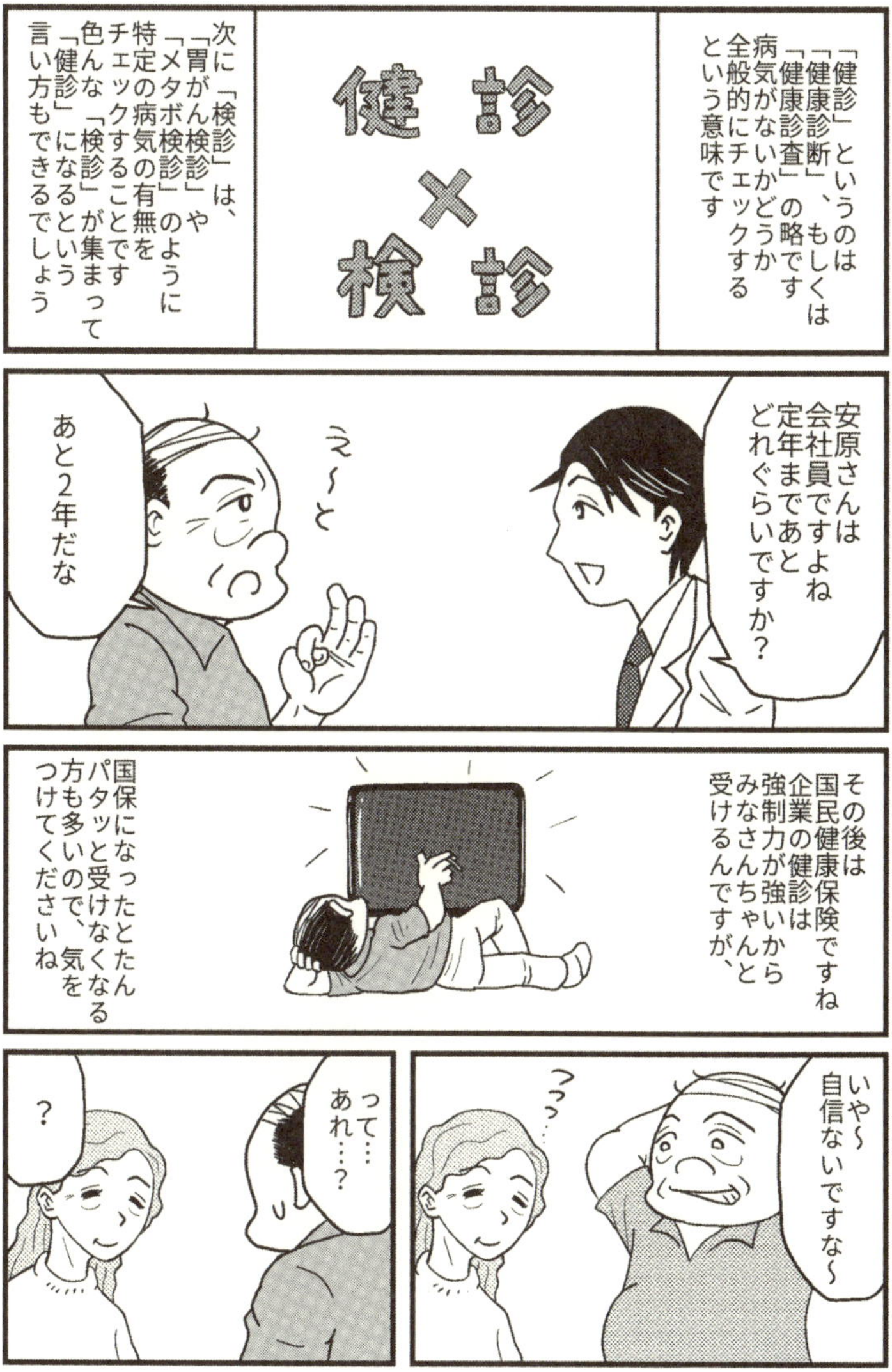
「健診」というのは「健康診断」、もしくは「健康診査」の略です
病気がないかどうか全般的にチェックするという意味です
健診×検診
次に「検診」は、「胃がん検診」や「メタボ検診」のように特定の病気の有無をチェックすることです
色んな「検診」が集まって「健診」になるという言い方もできるでしょう
安原さんは会社員ですよね
定年まであとどれぐらいですか？
え〜と
あと2年だな
その後は国民健康保険ですね
企業の健診は強制力が強いからみなさんちゃんと受けるんですが、
国保になったとたんパタッと受けなくなる方も多いので、気をつけてくださいね
いや〜自信ないですな〜
って…あれ…？
？

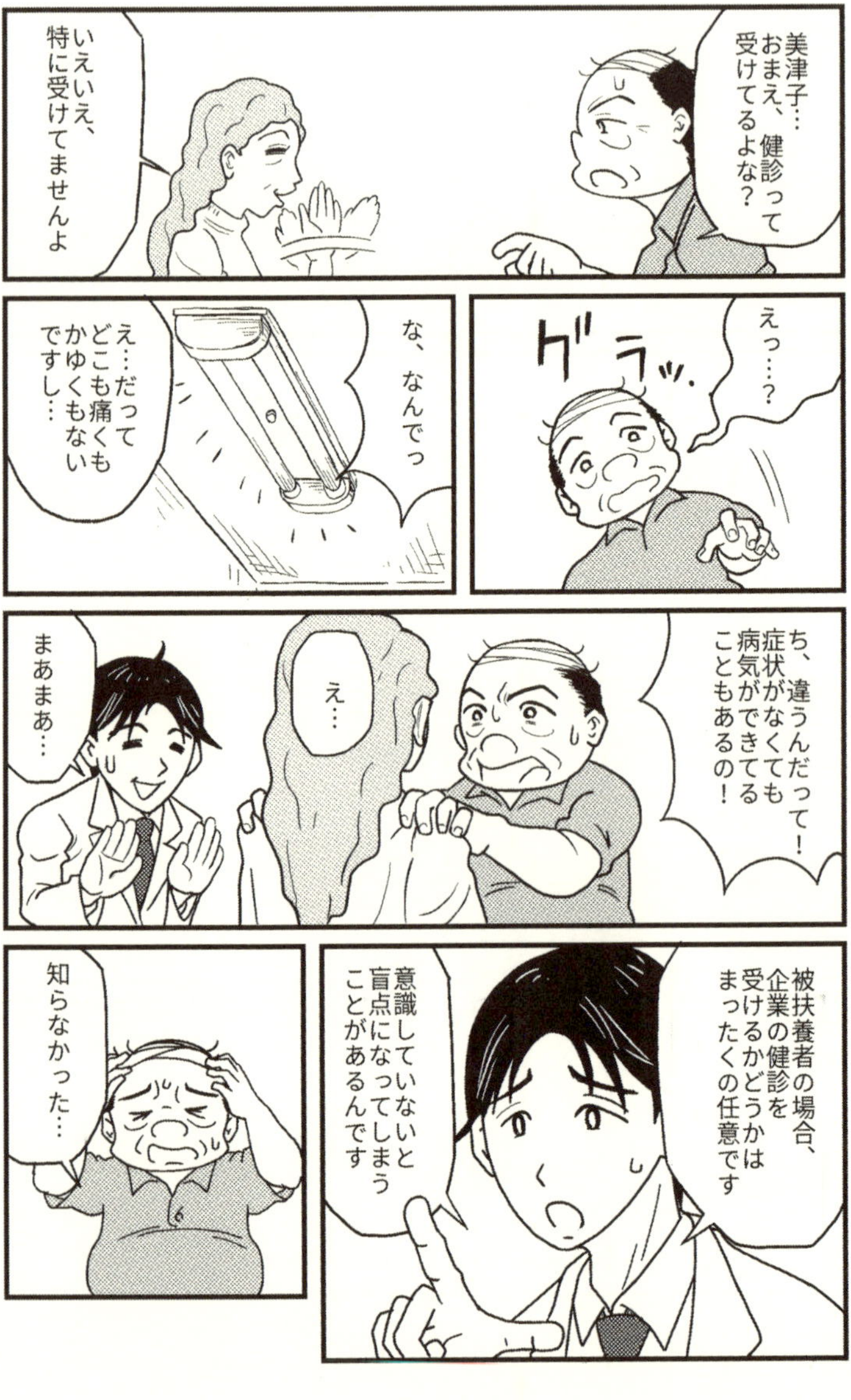
美津子…おまえ、健診って受けてるよな？
いえいえ、特に受けてませんよ
えっ…？
グラッ
な、なんでっ
え…だってどこも痛くもかゆくもないですし…
ち、違うんだって！症状がなくても病気ができてることもあるの！
え…
まあまあ…
被扶養者の場合、企業の健診を受けるかどうかはまったくの任意です
意識していないと盲点になってしまうことがあるんです
知らなかった…

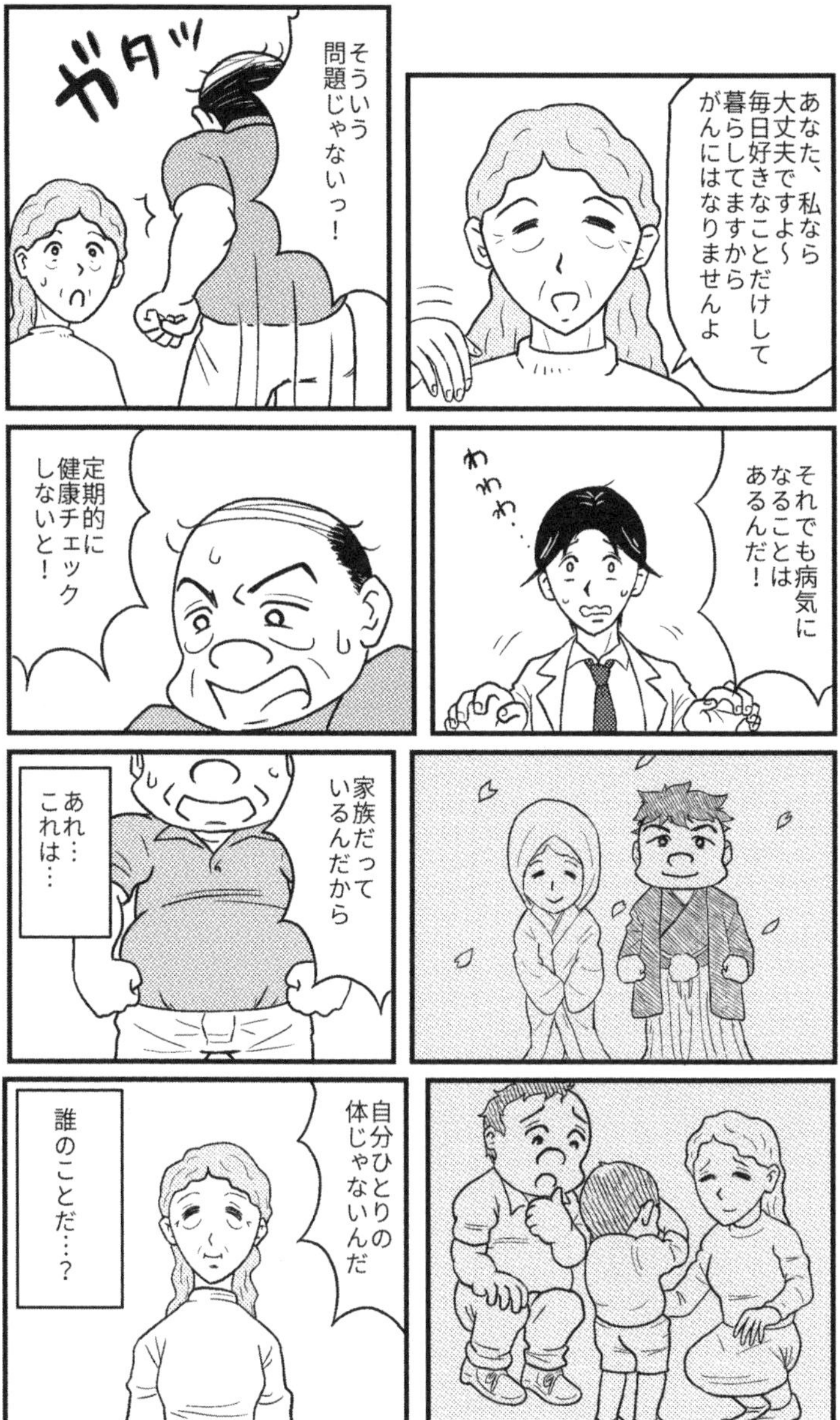
あなた、私なら大丈夫ですよ～
毎日好きなことだけして暮らしてますから
がんにはなりませんよ
ガタッ
そういう問題じゃないっ！
それでも病気になることはあるんだ！
わわわ…
定期的に健康チェックしないと！
家族だっているんだから
あれ…これは…
自分ひとりの体じゃないんだ
誰のことだ…？

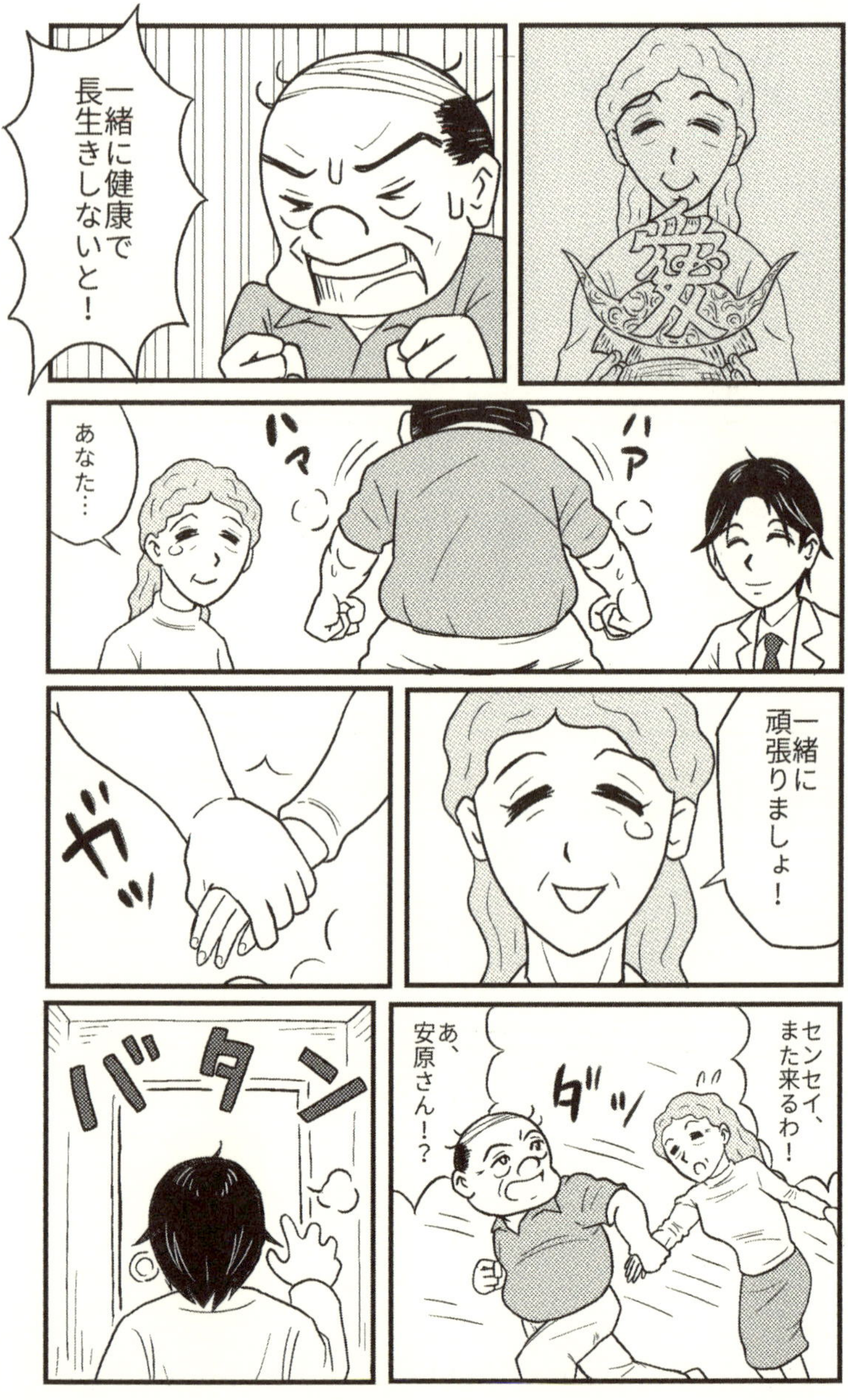
一緒に健康で長生きしないと！
ハァ
ハァ
あなた…
一緒に頑張りましょ！
ヤ゛ッ
センセイ、また来るわ！
ダッ
あ、安原さん！？
バタン

第6章

ますます重要になるお金とがんの関係

そしてお金の問題が残った

さて、第5章で胃や大腸の検査は何をどれぐらいの間隔ですべきかのメドを立てました。

しかし大腸カメラを健診で受けることはできませんし、胃カメラにも制限があります。健康チェック目的で受けるのであれば、人間ドックなどを活用することになります。

では胃カメラや大腸カメラを人間ドックで受けると、いったいどれくらいのお金がかかるのでしょうか？

いくつかの有名病院の値段を調べてみました。

G病院　胃カメラ一万八五〇〇円　大腸カメラ二万五七〇〇円
S病院　胃カメラ二万一六〇〇円　大腸カメラ三万二四〇〇円
K病院　胃カメラ一万〇八〇〇円　大腸カメラ三万二四〇〇円
T病院　胃カメラ一万〇八〇〇円　大腸カメラ二万五九二〇円

税抜き価格でいうと、胃カメラが一万円～二万円、大腸カメラが二万五〇〇〇円～三万円といったところが平均的なようです。みなさんはこの値段をどう思いますか？

もちろん、安いわけではありません。実際に病気があって治療するというのであればともかく、健康チェックのためにそんなにお金は出せないという方もいらっしゃるかもしれません。

しかし、実はみなさんの中の多くは、あまり疑問に思うことなく似たようなことに毎年もっと多くのお金を払っているのです。

早期発見できれば金銭的メリットも大きい

それは何かというと、掛け捨て型の医療保険や生命保険です。

病気になったり、万が一、死亡したりした場合に備えて保険に入るということは、自分や家族の生活を安定させるために必要な支出として社会的にも広く受け入れられています。

しかし、それはあくまで「病気になった後」に必要になるものです。

その前段階の**「病気の予防や早期発見」のほうがより重要なのではないでしょうか？**

そちらに力点を置けば置くほど、進行した病気になる可能性が減るわけですし、ひいてはこれらの保険への依存度も減らせるはずです。

みなさんの中には「医療保険や生命保険は何かあればお金が返ってくる、つまり元が取れるというメリットがあるからなぁ…」と考える方もいるかもしれません。

しかし、検査をして「何かあれば」、つまりがんが早期発見できれば、みなさんにとってそれ以上の計り知れないメリットがあるのです。

もしもがんを早期発見できなかったことにより長期にわたる治療が必要になれば、その分の医療費が増大していきますし、万が一、休職や失職といった状況になれば、金銭的にも社会的にもより重大な損失が生じることになります。

手術が必要になればさまざまな合併症が起こりえます。それによりＱＯＬ（生活の質）が著しく損なわれるかもしれませんし、最悪のケースを考えれば、お金には代えられない大事な命を失うことだってありうるのです。

「がんになった後のための支出はしょうがないけれど、がんを見つけるための支出は認めない」というのはバランスの悪い考え方ではないでしょうか。

人間ドックなどによる健康を守るための支出は、医療保険や生命保険と同様に、生活の安定、さらに言えば人生の安定のために必要不可欠な支出と捉える必要があるように思うのです。

医療の未来にたちこめる暗雲

健康を守るための支出という意識は、今後いっそう重要になっていくはずです。なぜなら、私たちを取り巻く医療環境の、とくに経済的な側面は、将来厳しさを増していくことが確実だからです。

世界的にも類を見ない高齢化により、日本の医療費は増大の一途をたどっています

現在は約四〇兆円で、今後もおよそ一年に一兆円ずつのスピードで増大するといわれています。これは、割合として考えると国内総生産や国民所得の増加分をはるかに上回るスピードです。さらに、**団塊の世代が七五歳以上の後期高齢者となる二〇二五年には、**

日本の国民医療費の推移

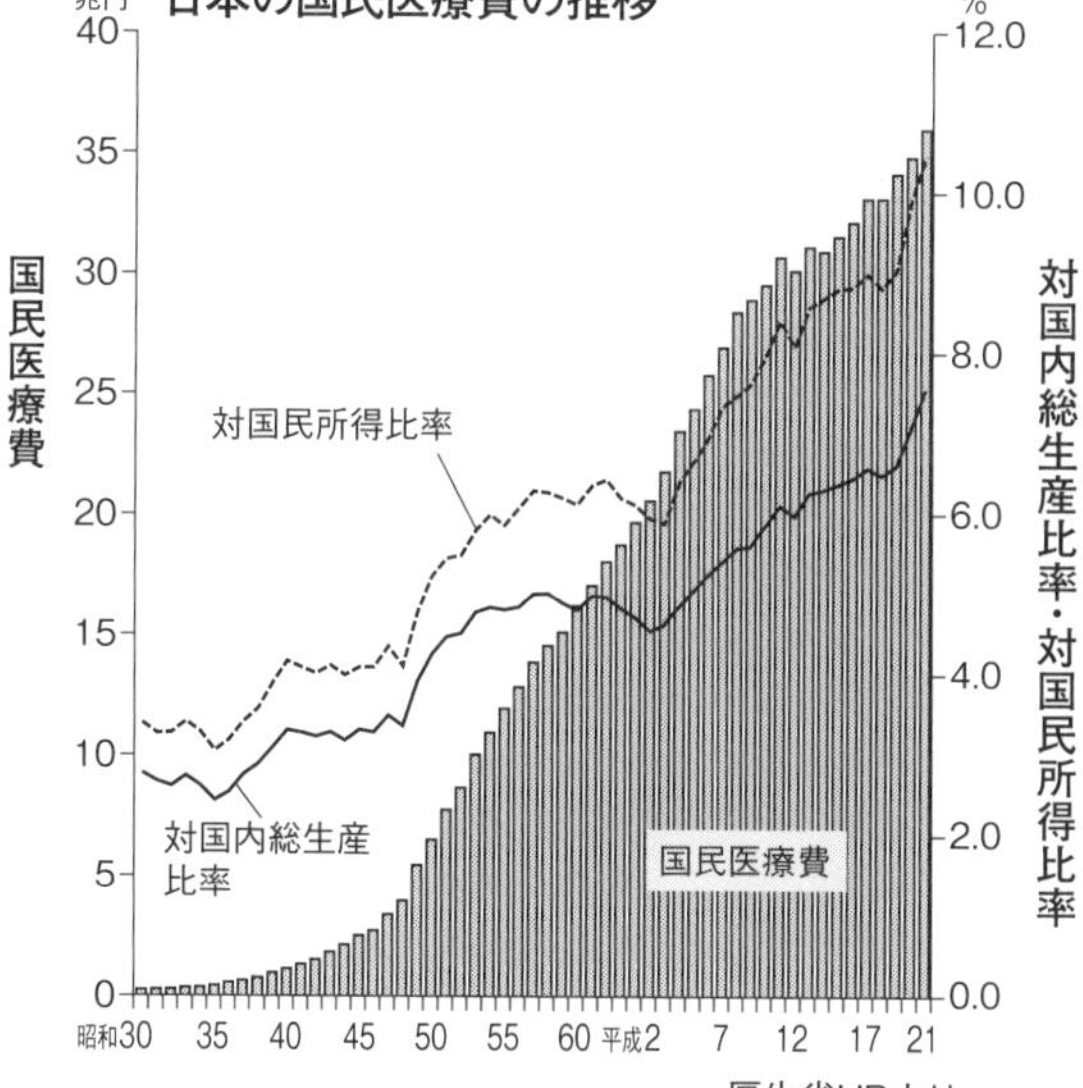

厚生省HPより

医療費は六〇兆円以上にのぼるとさえ試算されています。つまり医療にはどんどんお金がかかるようになっていて、その傾向が年々強まっていくのです。

この問題は以前より指摘され続けてきましたが、いまだに国は抜本的で有効な対策を打ちだすことができていません。

医療費は「事業主や被保険者の保険料」、「国や地方から出る公費（税金など）」、「患者自身の自己負担」の合算で成り立っています。内訳はおおよそ五〇％、三五％、一五％と考えてください。前二者を合わせて八五％を「社会保障」として考えます。

ここで非常に重要なことは、今後も増え続ける医療費を現状と同様の内訳で負担し続けていくことがはたして可能なのかどうかということです。

医療保険というものは、不幸にして病気にかかってしまった人を、健康な人が支えるという「相互扶助」の精神によって生まれたものです。当然、健康な人が大多数を占めていないとこのシステムを健全かつ円滑に運用することはできません。年齢とともに病気にかかるリスクが増えることを考慮すると、若い人が多くて、年齢が高くなるにつれて徐々に減っていくというピラミッド型の人口構成を保っていることが前提になってくるのです。

それではたして日本の人口構成はどうなっているのかというと、現役世代が少なく高齢者が多いという非常にいびつな構造になっています。少ない現役世代で多くの高齢者を支えなくてはいけないわけであり、この傾向はますます強まっていくことになるのです。

増加する自己負担額

相互扶助の精神を堅持することは必要ですが、社会保障の能力は年々弱まっており、医療費における内訳の再検討をし

日本の人口ピラミッド

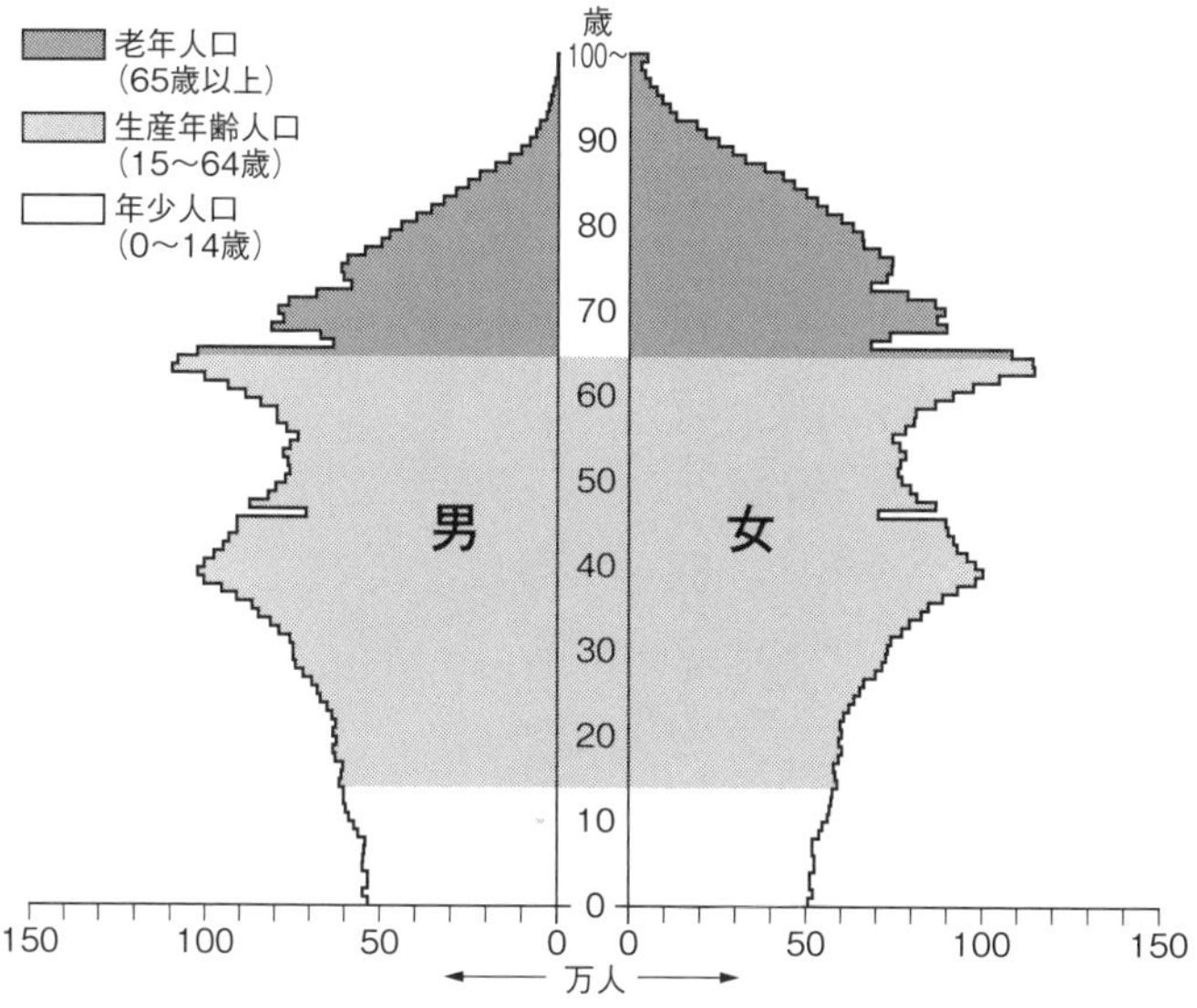

総務省統計局「人口推計(平成24年10月1日現在)」

ない限り現状のシステムが破たんするのは明らかです。

そしてそうであれば、最終的には「患者自身の自己負担」を増やしていかざるをえないのです。

実際に、今までも自己負担額は段階的に増えてきました。

たとえば平成一五年にはサラリーマンの自己負担が二割から三割に、平成二六年には七〇～七四歳の方の自己負担が一割から二割にそれぞれ引き上げられています。

高度経済成長や人口増加を背景に充実してきた医療環境が、日本が置かれている現状に合わせてその姿を変えざるをえなくなっているのです。

そして実は、**国家戦略特区のワーキンググループでは自己負担を基本六割にすることが提言されています**（首相官邸ＨＰより）。さらに、**「喫煙している人は七割負担にする」というペナルティの概念**までもが入り込んでいるのです。

もちろんいきなり六割負担になることはないでしょうが、今後も医療環境が厳しさを増していく中で、自己負担が段階的に増えていくことは確実でしょう。

加えて、高額療養費制度といって、医療機関で支払った金額が一定の水準を超えた場合に、その超えた分の金額を公的医療保険が支給する制度があります。

年齢や所得によって、支給される水準が変わってきますが、たとえば七〇歳以上で年金収入のみの方の場合は、月の自己負担額の上限が一万五〇〇〇円になっています。つまり、たとえ月に一〇〇万円の医療費がかかったとしても、一〇〇万から一万五〇〇〇円を引いた九八万五〇〇〇円は、公的医療保険が肩代わりしてくれるのです。

これも医療費が潤沢に使えた時代に生まれた制度です。基本理念は素晴らしいと思いますが、医療費をひっ迫する一因になっているのも事実です。全体像を検証しなおさないと、制度自体が健全に存続しないのはあきらかです。

このように、病気になった場合の支出は現状とは比べられないぐらい多くなることが確実です。それはつまり、病気の予防、早期発見がこれまで以上に重要になってくるということなのです。

自分の健康は自衛する時代

健診で採用されている項目は必要最低限のものでしかありません。そしてあくまで日本人全体の死亡率を下げるということを主眼にしています。死亡率をゼロにすることやできるだけ早期に見つけることを目指しているわけではありません。

国は、現在の厳しい医療環境をどうするかで手がいっぱいです。予防目的の健診の拡充に医療費を回してくれることは今のところ期待できません。みなさんが、他ならぬ**自分自身の病気のリスクを下げるためには、国任せにしていれば安心という状況ではない**のです。

そのような中で、胃がん、大腸がん、食道がんといった「治る」がんを見逃すことなくきちんと治すためには、私たち一人ひとりが自分自身の健康に正面から向き合い、その維持のために積極的に自分から関わっていくことが必要とされています。

まずは生活習慣や感染症など自分が持っているリスク因子を認識し、改善に努めて病気を未然に防ぐということ(一次予防)。

そして、万が一、病気が発生していたとしても、定期的な、そして正しいがん検診によってタイミングを逃さず早期に発見し、早期の治療を受けること(二次予防)。

この二つを実行することによって、がんの中の大きな割合を占める「治る」がんで命を落とすことを防ぐことができるのです。

このことは、治療が大がかりになることや、後遺症が残ることの予防にもなるし、みなさんが自己負担しなくてはいけない医療費の軽減にもつながります。

私たちを取り巻く医療環境が厳しさを増す中、今後はこのような自衛的な健康管理の重要性が、ますます高まっていくはずです。

自分の健康は自分で守るという意識を持ち、後悔のない日々を過ごすことができるよう、心から願っています。

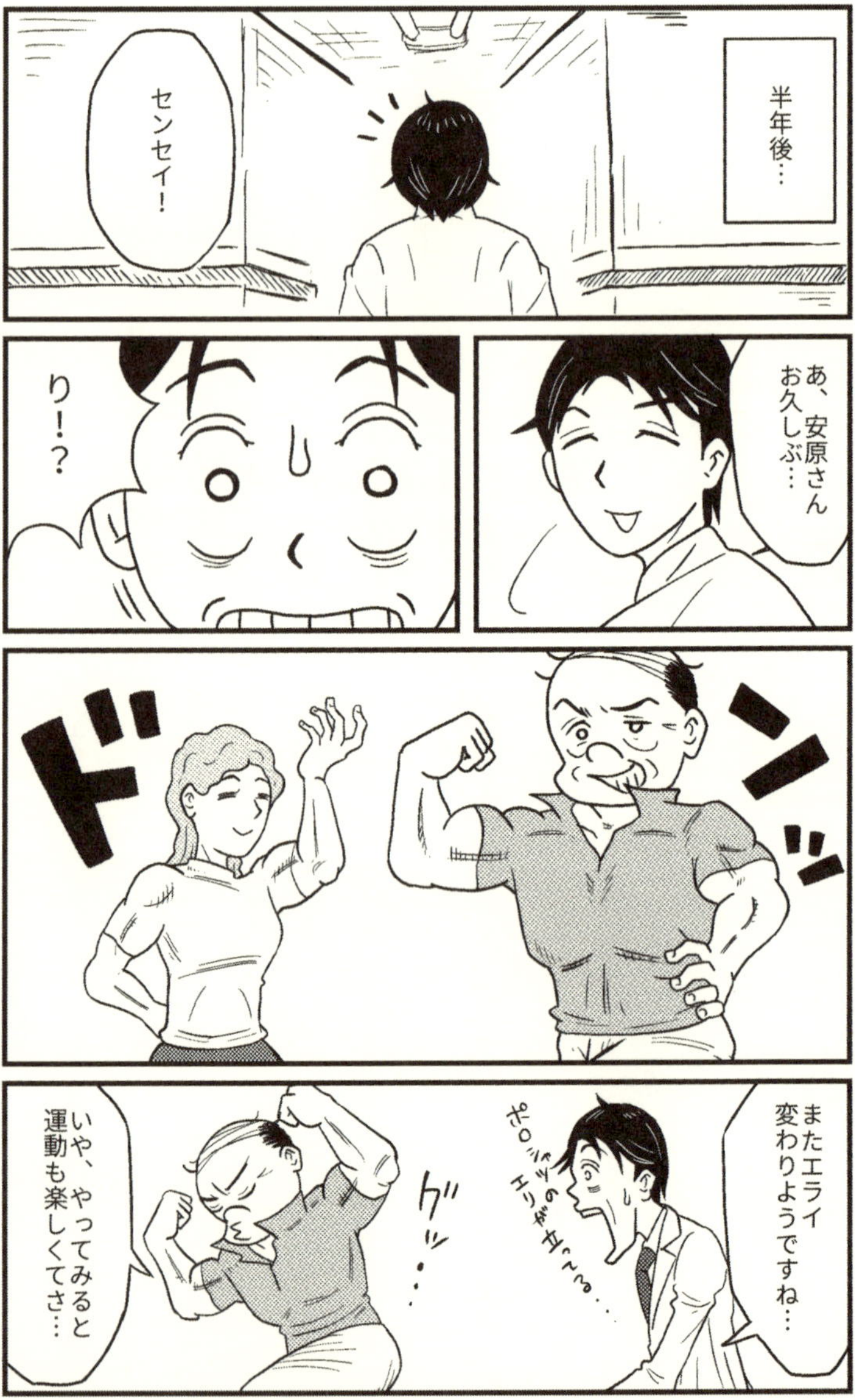
半年後…
センセイ!
あ、安原さん
お久しぶ…
り!?
ド
ンッ
また エライ
変わりようですね…
ポロシャツのエリが立ってる…
グッ…
いや、やってみると
運動も楽しくてさ…

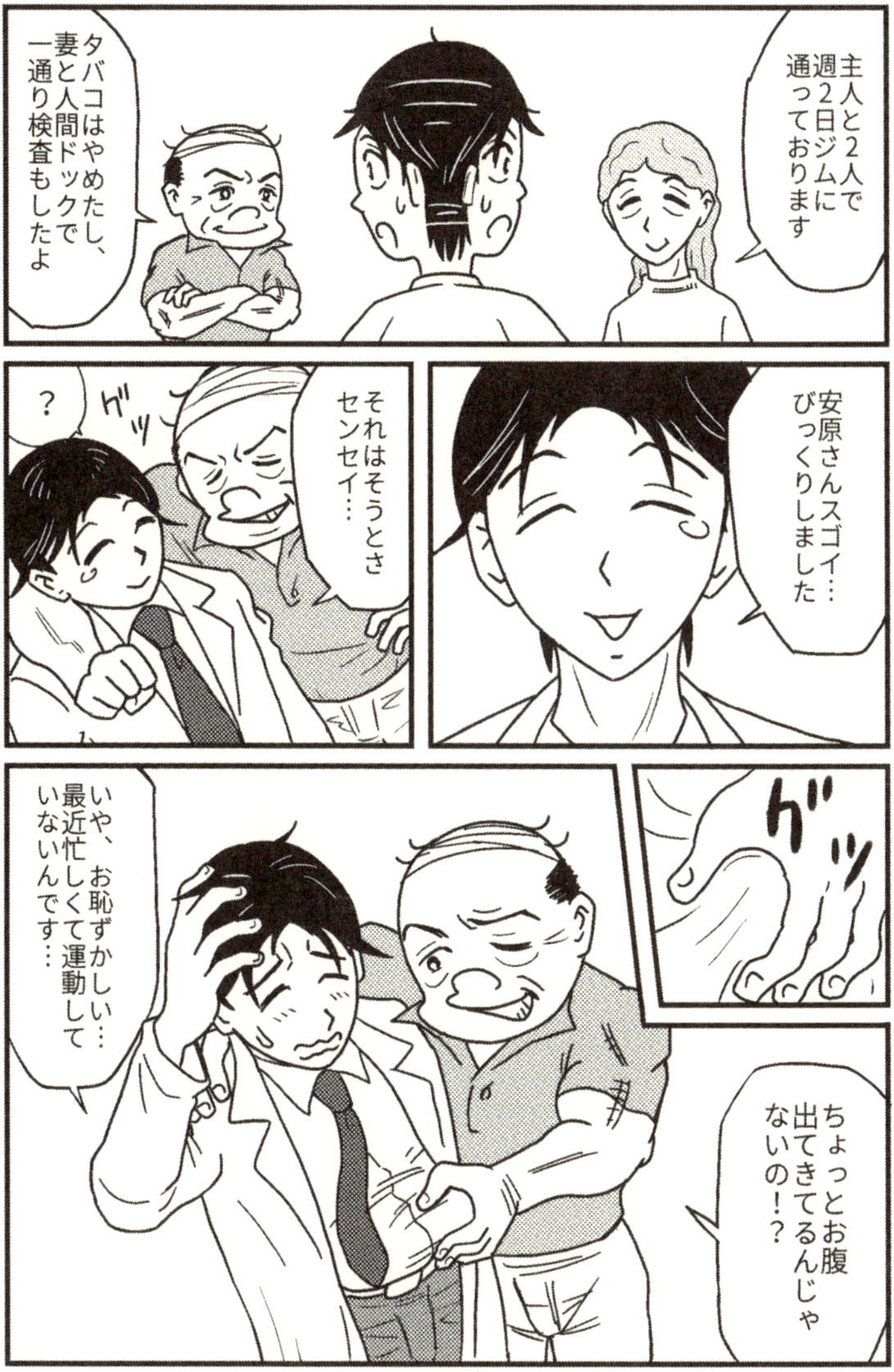
主人と2人で週2日ジムに通っております
タバコはやめたし、妻と人間ドックで一通り検査もしたよ
安原さんスゴイ…びっくりしました
それはそうとさセンセイ…
グッ
？
グッ
ちょっとお腹出てきてるんじゃないの！？
いや、お恥ずかしい…最近忙しくて運動していないんです…

おわりに

私がこの本を書くにあたって、常に心に刻んで注意していたことがあります。

それは、

「何の裏付けもなしに、極端な意見やいいかげんな意見を書かない」

ということです。

扇動的、挑発的な内容で面白おかしく書くこともできたと思います。しかしそうしてしまうと、「現場の医師が用いているデータや事実をできるだけ客観的に分かりやすくみなさんに解説する」という本来の目的から外れてしまいます。


まずは信頼性の高いデータを集め、精読し、比較しながら「このデータからどういうことが言えるのか？　どういう反対意見がありうるのか？」を自問自答しながら書き進めていきました。

世の中のがん関連の本には、現場の医師が読むとあ然としてしまう内容のものが多々あります。しかしこの本の場合は、現場の医師であっても、たとえ立場の違いがあっても、内容に納得していただけるものと確信しています。この高いハードルを越えない限り、胸を張ってみなさんに読んでいただくことはできないと肝に銘じていました。

ただし医療というのは、よく言われるように日進月歩の世界です。

今後も新たな知見やテクノロジーの発達によって、本書に書かれているような現在のスタンダードが時代遅れになることもありえるでしょう。むしろそうなることが必要なのかもしれません。

そうやって取ってかわるものが本当にいいものなのかどうかということは、客観的なデータを用いて常に検討し続ける必要があります。そして大事な情報は社会全体で共有し、医療とみなさんの間に隔たりが存在しないようにしていかなくてはいけません。

これからも医療とみなさんをつなぐ、大事なピースになっていけるよう努力し続けていきたいと思っています。

二〇一七年二月

近藤慎太郎

出典一覧

(1)日本の人口10万人のうち、1年間で新たにがんになる割合。年齢調節ずみ。地域がん登録全国推計値(2012)より。
(2)日本の人口10万人のうち、1年間でがんで亡くなる割合。年齢調節ずみ。厚労省人口動態統計(2014年)より。
(3)Fujita S. Biology of early gastric carcinoma. Pathol Res Pract. 1978 ;163:297-309.
(4)全国がん(成人病)センター協議会ホームページ「全がん協部位別臨床病期別五年相対生存率(2004～2007年診断例)」より。心筋梗塞など他の病気が原因で亡くなった場合は、結果から除く。
(5)Tsukuma H, et al. Natural history of early gastric cancer: a non-concurrent, long term, follow up study. Gut. 2000;47:618-21.
(6)上村直実 H.pylori未感染胃癌の特徴　消化器内視鏡学会雑誌56巻5号1733－1742
(7)Asaka M, et al. Relationship of Helicobacter pylori to serum pepsinogens in an asymptomatic Japanese population. Gastroenterology 1992;102:760-6.
(8)Fukase K, et al.; Japan Gast Study Group. Effect of eradication of Helicobacter pylori on incidence of metachronous gastric carcinoma after endoscopic resection of early gastric cancer: an open-label, randomised controlled trial. Lancet. 2008;372:392-7.
(9)Ford AC, et al. Helicobacter pylori eradication therapy to prevent gastric cancer in healthy asymptomatic infected individuals: systematic review and meta-analysis of randomised controlled trials. BMJ. 2014;348:g3174.
(10)Li WQ, et al. Effects of Helicobacter pylori treatment on gastric cancer incidence and mortality in subgroups.J Natl Cancer Inst. 2014;106:dju116.
(11)Wong BCY, et al. Helicobacter pylori eradication to prevent gastric cancer in a high-risk region of China: A randomized controlled trial. JAMA 2004;291:187-94.
(12)Ma JL, et al. Fifteen-year effects of Helicobacter pylori, garlic, and vitamin treatments on gastric cancer incidence and mortality.J Natl Cancer Inst. 2012;104:488-92.
(13)H.pylori感染の診断と治療のガイドライン 2016改訂版
(14)Muto M et al. Narrow-band imaging combined with magnified endoscopy for caner at the head and neck region. Dig Endosc. 2005 17 Suppl S23-24
(15)Yokoyama A, et al. Esophageal cancer and aldehyde dehydrogenase-2 genotypes in Japanese males. Cancer Epidemiol Biomarkers Prev. 1996;5:99-102.
(16)Steevens J, et al. Alcohol consumption, cigarette smoking and risk of subtypes of oesophageal and gastric cancer: a prospective cohort study. Gut. 2010 ;59:39-48.
(17)Islami F, et al. Alcohol drinking and esophageal squamous cell carcinoma with focus on light-drinkers and never-smokers: a systematic review and meta-analysis. Int J Cancer. 2011;129:2473-84.
(18)Castellsagué X, et al. Independent and joint effects of tobacco smoking and alcohol drinking on the risk of esophageal cancer in men and women. Int J Cancer. 1999;82:657-64.
(19)Takezaki T ,et al. Subsitespecific risk factors for hypopharyngeal and esophageal cancer (Japan). Cancer Causes Control 2000;11:597-608 ,
(20)Yaegashi Y, et al. Joint effects of smoking and alcohol drinking on esophageal cancer mortality in Japanese men: findings from the Japan collaborative cohort study. Asian Pac J Cancer Prev. 2014;15:1023-9.
(21)Castellsagué X, et al. Independent and joint effects of tobacco smoking and alcohol drinking on the risk of esophageal cancer in men and women. Int J Cancer. 1999;82:657-64.
(22)Lagergren J, et al. Symptomatic gastroesophageal reflux as a risk factor for esophageal adenocarcinoma. N Engl J Med. 1999;340:825-31.
(23)Trivers KF, et al. Trends in esophageal cancer incidence by histology, United States, 1998-2003. Int J Cancer. 2008;123:1422-8.

(24) Comprehensive Registry of Esophageal Cancer in Japan,2006
(25) Comprehensive Registry of Esophageal Cancer in Japan 1998-1999
(26) Vogelstein B, et al. Genetic alterations during colorectal tumor development. N Eng J Med 1988; 319: 525-32
(27) Jass JR, et al. Emerging concepts in colorectal neoplasia. Gastroenterology 2002;123: 862-76
(28) Winawer SJ, et al. Prevention of colorectal cancer by colonoscopic polypectomy. The National Polyp Study Workgroup. N Engl J Med. 1993;329:1977-81.
(29) Strul H, et al. The prevalence rate and anatomic location of colorectal adenoma and cancer detected by colonoscopy in average-risk individuals aged 40-80 years. Am J Gastroenterol 2006;101: 255-62
(30) Lynch KL, et al. First-degree relatives of patients with advanced colorectal adenomas have an increased prevalence of colorectal cancer. Clin Gastroenterol Hepatol 2003; 1: 96-102
(31) Siddiqui AA, et al. A previous cholecystectomy increases the risk of developing advanced adenomas of the colon. South Med J 2009; 102: 1111-5
(32) Mandel JS, et al. Reducing mortality from colorectal cancer by screening for fecal occult blood. N Engl J Med 1993; 328: 1365-71
(33) Nakama H, et al. Colonoscopic evaluation of immunochemical fecal occult blood test for detection of colorectal neoplasia. Hepatogastroenterology 1999; 46: 228-31
(34) Park DI, et al. Comparison of guaiac-based and quantitative immunochemical fecal occult blood testing in a population at average risk undergoing colorectal cancer screening. Am J Gastroenterol 2010; 105: 2017-25
(35) Rozen P, et al. Risk for colorectal cancer in elderly persons and possible methodologies for their screening. Eur J Gastroenterol Hepatol 2011; 23: 431-7
(36) Hundt S, et al. Comparative evaluation of immunochemical fecal occult blood tests for colorectal adenoma detection. Ann Intern Med 2009; 150: 162-9
(37) Iddan G, et al. Wireless capsule endoscopy. Nature. 2000;405:417.
(38) Yamamoto H, et al. Total enteroscopy with a nonsurgical steerable double-balloon method. Gastrointest Endosc. 2001;53:216-20.
(39) Hardcastle JD, et al. Randomized controlled trial of fecal-occult-blood screening for colorectal cancer. Lancet 1996; 348: 1472-7
(40) Mandel JS, Church TR, Bond JH, et al. The effect of fecal occult-blood screening on the incidence of colorectal cancer. N Engl J Med 2000; 343: 1603-7
(41) Lee KJ, et al; JPHC Study Group. Gastric cancer screening and subsequent risk of gastric cancer: a large-scale population-based cohort study, with a 13-year follow-up in Japan. Int J Cancer. 2006;118:2315-21.
(42) Miyamoto A, et al. Lower risk of death from gastric cancer among participants of gastric cancer screening in Japan: a population-based cohort study. Prev Med. 2007;44:12-9.
(43) Kronborg O, et al. Randomized study of screening for colorectal cancer with faecal occult blood test. Lancet 1996; 348: 1467-71
(44) Ogura K, et al. The effect of Helicobacter pylori eradication on reducing the incidence of gastric cancer. J Clin Gastroenterol. 2008;42:279-83.
(45) Uemura N, et al. Helicobacter pylori infection and the development of gastric cancer.N Engl J Med. 2001;345:784-9.
(46) Yamagata H, et al. Impact of Helicobacter pylori infection on gastric cancer incidence in a general Japanese population: the Hisayama study. Arch Intern Med. 2000;160:1962-8.
(47) 平成25年度消化器がん検診全国集計
(48) 2014年人間ドック全国集計成績報告
(49) 虎の門病院付属健康管理センター・画像診断センターホームページより

著者紹介
近藤慎太郎（こんどう しんたろう）
1972年東京生まれ。医学博士。北海道大学医学部、東京大学医学部医学系大学院卒業。日赤医療センター、東京大学医学部付属病院を経て、山王メディカルセンター内視鏡室長、クリントエグゼクリニック院長などを歴任。消化器の専門医として、これまで数多くのがん患者を診療。年間2000件以上の内視鏡検査・治療を手がける。診療現場での長年の経験から、がんの予防と早期発見の重要性を痛感し、講演やメディアを通じて予防医学の啓蒙活動をおこなっている。特技はマンガで、本書の解説マンガも著者が自ら描いている。
ブログ『医療のX丁目Y番地』
http://blog.medicalxandy.com

専門医がどうしても伝えたかった「分かれ目」
がんで助かる人、助からない人

二〇一七年三月一〇日　初版第一刷発行

著　　者――近藤慎太郎
発　行　者――木内洋育
装幀・本文デザイン――根田大輔
編集担当――熊谷　満
発　行　所――株式会社 旬報社
〒一一二―〇〇一五
東京都文京区目白台二―一四―一三
電話（営業）〇三―三九四三―九九一一
http://www.junposha.com/

印刷・製本――中央精版印刷株式会社
© Shintaro Kondo 2017, Printed in Japan
ISBN 978-4-8451-1496-2